W0258105

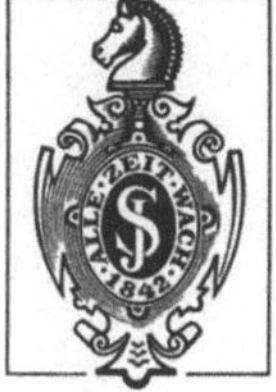

Karin Rieden

Knochen-metastasen

Radiologische Diagnostik
Therapie und Nachsorge

Mit 49 Abbildungen und 41 Tabellen

Springer-Verlag
Berlin Heidelberg New York
London Paris Tokyo

Priv.-Doz. Dr. med. KARIN RIEDEN
Radiologische Universitätsklinik
Abteilung Klinische Radiologie
und Poliklinik
Im Neuenheimer Feld 400
D-6900 Heidelberg

ISBN-13: 978-3-540-19062-2   e-ISBN-13: 978-3-642-73519-6
DOI: 10.1007/978-3-642-73519-6

CIP-Titelaufnahme der Deutschen Bibliothek
Rieden, Karin:
Knochenmetastasen : radiolog. Diagnostik, Therapie u.
Nachsorge / Karin Rieden. – Berlin ; Heidelberg ; New York ;
London ; Paris ; Tokyo : Springer, 1988

Dieses Werk ist urheberrechtlich geschützt. Die dadurch begründeten Rechte, insbesondere die der Übersetzung, des Nachdrucks, des Vortrags, der Entnahme von
Abbildungen und Tabellen, der Funksendung, der Mikroverfilmung oder der Ver-
vielfältigung auf anderen Wegen und der Speicherung in Datenverarbeitungsan-
lagen, bleiben, auch bei nur auszugsweiser Verwertung, vorbehalten. Eine Verviel-
fältigung dieses Werkes oder von Teilen dieses Werkes ist auch im Einzelfall nur in
den Grenzen der gesetzlichen Bestimmungen des Urheberrechtsgesetzes der Bun-
desrepublik Deutschland vom 9. September 1965 in der Fassung vom 24. Juni 1985
zulässig. Sie ist grundsätzlich vergütungspflichtig. Zuwiderhandlungen unterliegen
den Strafbestimmungen des Urheberrechtsgesetzes.

© Springer-Verlag Berlin Heidelberg 1988

Die Wiedergabe von Gebrauchsnamen, Handelsnamen, Warenbezeichnungen usw.
in diesem Werk berechtigt auch ohne besondere Kennzeichnung nicht zu der Annahme, daß solche Namen im Sinne der Warenzeichen- und Markenschutz-Gesetz-
gebung als frei zu betrachten wären und daher von jedermann benutzt werden dürften.

Produkthaftung: Für Angaben über Dosierungsanweisungen und Applikationsfor-
men kann vom Verlag keine Gewähr übernommen werden. Derartige Angaben
müssen vom jeweiligen Anwender im Einzelfall anhand anderer Literaturstellen auf
ihre Richtigkeit überprüft werden.

Gesamtherstellung: Konrad Triltsch, Graphischer Betrieb, 8700 Würzburg
2121/3130-543210 – Gedruckt auf säurefreiem Papier

*Gewidmet meinem verehrten Lehrer
Herrn Prof. Dr. med. Karl zum Winkel*

Vorwort

Das Skelettsystem ist eine der häufigsten Lokalisationen für
Fernmetastasen maligner Tumoren. Zwar ist das Auftreten von
Knochenmetastasen bei den verschiedenen Organtumoren als
ungünstiger prognostischer Faktor anzusehen, da es eine
hämatogene Tumoraussaat bedeutet, jahrelange Verläufe sind
jedoch insbesondere bei Mammakarzinom- und Prostatakarzinompatienten nicht selten.

Eine frühzeitige Diagnose und Therapie kann dem Patienten die erwünschte Lebensqualität erhalten und Komplikationen der Knochenmetastasierung wie pathologische Frakturen
und neurologische Ausfallserscheinungen verhindern. Andererseits kann eine Verwechslung ossärer Metastasen mit Normvarianten, traumatischen, entzündlichen oder degenerativen
Veränderungen katastrophale Auswirkungen haben. Als un-
verzichtbare Voraussetzung für eine rechtzeitige und adäquate
Therapie ossärer Läsionen bei Tumorpatienten ist somit die
exakte diagnostische Abklärung anzusehen, die häufig den Einsatz mehrerer radiologischer Untersuchungsmethoden erfordert. Die rasche Entwicklung und weite Verbreitung neuerer
bildgebender Verfahren sollte jedoch nicht dazu führen, primär
eine aufwendige apparative Diagnostik zu betreiben, sondern
dazu, die verschiedenen Methoden unter patientenbezogenen
Gesichtspunkten individuell, auch im Hinblick auf eine sinnvolle Relation zwischen Kostenintensität und dem zu erwarten-
den Nutzen einzusetzen.

Anhand eines umfangreichen, mehrere Jahre beobachteten
Patientenkollektivs steht fest, daß die Radiotherapie – eventuell in Kombination mit Hormon- oder Chemotherapie – in der
Behandlung ossärer Metastasen einen zentralen Stellenwert
einnimmt, da häufig die Voraussetzungen für einen operativen
Eingriff nicht erfüllt sind. Eine den individuellen Gegebenheiten angepaßte und für den Patienten möglichst ökonomische
strahlentherapeutische Taktik und Technik kann infolge
Schmerzlinderung und Wiederherstellung der Belastungsfähigkeit frakturgefährdeter Skelettabschnitte die Lebensqualität
der Patienten auch in fortgeschrittenen Tumorstadien entscheidend bessern.

Die Art der posttherapeutischen Nachsorge bei Tumorpatienten mit Knochenmetastasen basiert auf dem Wissen um den Zeitpunkt des Auftretens reparativer Knochenprozesse und deren frühzeitige Erfassung sowie der Kenntnis möglicher Fehlinterpretationen radiologischer Befunde. Konsequente Kontrolluntersuchungen therapierter Skelettpartien und des gesamten Skelettsystems in zeitlich definierten Abständen sind im Interesse der Patienten unabdingbar.

Das Buch wendet sich vor allem an Radiologen, die in der täglichen Arbeit mit der Diagnose, Differentialdiagnose und Therapie von Knochenmetastasen konfrontiert werden, und an onkologisch tätige Kollegen anderer Fachdisziplinen als Orientierungshilfe in der Betreuung von Tumorpatienten. Die anhand umfangreicher Studien zusammengefaßten Informationen sollen dazu beitragen, in Klinik und Praxis tätigen Kollegen die Prinzipien und klinischen Probleme einer effektiven und ökonomischen Diagnostik, die Indikation zur Radiotherapie und die Erforderlichkeit einer konsequenten Nachsorge bei ossärer Metastasierung zu vermitteln.

Den Mitarbeitern der Radiologischen Universitätsklinik Heidelberg, Abteilung Klinische Radiologie und Abteilung Nuklearmedizin danke ich für ihre Unterstützung; nur die verständnisvolle und intensive Hilfe zahlreicher Förderer hat die vorliegenden Untersuchungen ermöglicht. Sehr verbunden bin ich Herrn Professor Dr. med. P. Georgi für seine wertvollen Anregungen und sachkundigen Hinweise. Dem Springer Verlag, insbesondere Frau Dr. U. Heilmann danke ich für das großzügige Entgegenkommen bei der Drucklegung und Ausstattung des Buches.

Heidelberg   K. RIEDEN

Inhaltsverzeichnis

1 Pathogenese der Knochenmetastasen

Das Skelettsystem ist nach Leber und Lunge eine der häufigsten Lokalisationen für Fernmetastasen maligner Tumoren, wobei bevorzugt Malignome der Mamma, Prostata, Lunge, Niere, Schilddrüse, des Magens, Pankreas, der Harnblase und des Rektums zu Knochenmetastasen führen. Nach Literaturangaben beträgt die Häufigkeit von Skelettmetastasen anhand autoptischer Untersuchungen beim Mamma- und Prostatakarzinom ca. 50–85% [39, 68, 71, 153, 164, 165, 185], beim Bronchialkarzinom 33–50% [15, 39, 67, 164, 165, 182], beim Hypernephrom 25–50% [63, 164, 165], beim Schilddrüsenkarzinom 21–50% [27], beim Harnblasenkarzinom 12–42% [71, 134, 164] und beim Rektumkarzinom 8–13% [71, 134]. Die hohe Schwankungsbreite der Zahlenangaben läßt sich vermutlich dadurch erklären, daß meist nicht das gesamte Skelettsystem mit der gleichen Präzision histologisch auf Fernmetastasen hin untersucht werden kann, wie beispielsweise Gehirn, Lunge oder Leber. Die tatsächliche Inzidenz von Knochenmetastasen dürfte daher eher höher anzusetzen sein.

Wenngleich bei rein ossärer Metastasierung, insbesondere beim Mamma- und Prostatakarzinom, jahrelange Verläufe bekannt sind, ist das Auftreten von Knochenmetastasen als ungünstiger prognostischer Faktor zu werten, da es ein Index für die hämatogene Tumorausbreitung ist. Nach Literaturübersichten beträgt die mittlere Lebenserwartung nach Erstbehandlung von Knochenmetastasen beim Prostatakarzinom 16 Monate, beim Mammakarzinom 20 Monate, beim Bronchialkarzinom und malignen Melanom 3 Monate, beim Hypernephrom 13–30 Monate und beim Kolonkarzinom 13 Monate [39, 68, 158, 160, 182, 203]. Andererseits variiert das Intervall bis zur Progression oder Entwicklung weiterer Organmetastasen erheblich, da hierbei mehrere Faktoren wie Tumorhistologie, Tumorverdopplungszeit oder das Ansprechen auf eine systemische Therapie sowie die Immunabwehr des Patienten eine entscheidende Rolle spielen.

Bevorzugter Sitz der Skelettmetastasen sind Wirbelsäule, Becken, Rippen, Schädel, Femur, Humerus und Sternum [26, 71, 236].

Solitärmetastasen treten weniger häufig auf. Selten, d. h. lediglich im fortgeschrittenen Stadium der Skelettmetastasierung sind die distalen Bezirke der Extremitäten betroffen [26, 71, 160]. Diese Literaturangaben korrespondieren mit eigenen Ergebnissen, die bei einem Krankengut von 238 Patientinnen mit metastasierendem Mammakarzinom in 32 Fällen (13,4%) Solitärmetastasen und lediglich in einem Fall initial eine Metastase im distalen Extremitätenbereich (Mittelphalanx III der rechten Hand) aufzeigten. Beim Bronchialkarzinom fanden sich solitäre Knochenmetastasen in 27% (7 von 26 Patienten), beim Hypernephrom in 32% (9 von 28 Patienten) und beim Schilddrüsenkarzinom in

50% (18 von 36 Patienten) der Fälle. Ähnlich der ossären Metastasierung beim Mammakarzinom ließen sich Solitärmetastasen beim Prostatakarzinom nur in geringem Prozentsatz (9%, d. h. 3 von 32 Patienten) nachweisen, was in Zusammenhang mit der Hormonabhängigkeit beider Tumoren zu sehen ist.

1.1 Ausbreitungsmechanismen der Knochenmetastasen

Die Knochenmetastasierung erfolgt hauptsächlich hämatogen infolge einer Penetration der Tumorzellen in die Blutgefäße. Dabei werden vermutlich innerhalb einer Tumorzellpopulation einige wenige Zellen selektiert, die bestimmte, für die Metastasierungsfähigkeit wichtige Eigenschaften besitzen, indem sie sich vom Primärtumor lösen, in anderen Organen absiedeln und dort weiter wachsen können. Voraussetzung für einen Einbruch maligner Tumoren in das Blutgefäßsystem sind eine defekte Adhäsion und vermehrte Beweglichkeit der Tumorzellen sowie ein Verlust der Kontaktinhibition, die bei gesunden Zellen ein Sistieren der Bewegung und Vermehrung bewirkt, sobald sie sich gegenseitig berühren. Eine weitere Vorbedingung zur Penetration in gesundes Gewebe oder Gefäße ist die Fähigkeit der Tumorzellen, sich an Basalmembranen anzuhaften und diese enzymatisch zu zerstören. Im Blutstrom angelangt, werden zwar die meisten Tumorzellen durch zirkulierende Antikörper unter dem Einfluß von Komplement zerstört; infolge erhöhter Blutgerinnung, die wiederum auf die malignen Zellen zurückzuführen ist, entstehen größere Blutgerinnungs-Tumorzellkomplexe, die zwar im Blut transportiert werden, jedoch auch das Haften der Tumorzellkomplexe am Endothel größerer Gefäße ermöglichen [44, 84, 177].

Die Ausbreitung der malignen Zellen kann dabei über verschiedene Wege erfolgen:

1. primär auf arteriellem Weg (Lungentumoren),
2. auf venösem Weg über die Vena cava superior und inferior mit der Lunge als primärer Filterstation und anschließender arterieller Ausbreitung (Lebertumoren, Tumoren des Urogenitalsystems, der oberen Luftwege und der Speiseröhre),
3. auf venösem Weg über die Vena portae mit der Leber als primärer und der Lunge als sekundärer Filterstation sowie nachfolgender arterieller Ausbreitung (Magen-Darm-Tumoren, Pankreastumoren),
4. über den klappenlosen vertebralen Venenplexus mit der Wirbelsäule als primärer Filterstation (Mammakarzinom, Prostatakarzinom, Zervixkarzinom, Harnblasenkarzinom, Schilddrüsenkarzinom) [9].

1.2 Absiedlung und Wachstum der Tumorzellen

Die Absiedlung der Tumorthromben erfolgt bevorzugt in die spongiösen Knochenabschnitte an Stellen aktiver Hämatopoese, da hier offenbar die für die

Tumorzellen günstigsten Wachstumsbedingungen anzutreffen sind [26]. Zusätzlich dürften mechanische Faktoren wie Kapillarreichtum und langsame Blutströmungsgeschwindigkeit dafür verantwortlich sein. An einer Gefäßwand anhaftende intravaskuläre Tumorzellkomplexe können hier durch enzymatischen Abbau der Basalmembran in das perivaskuläre Gewebe und in den Markraum infiltrieren [177].

Die Entwicklung von Metastasen aus diesen abgesiedelten Tumorzellen bzw. ihre oft jahrelange Wachstumsruhe, häufig bei Mammakarzinom oder hypernephroidem Karzinom anzutreffen, ist ein komplexer, weitgehend noch ungeklärter Prozeß der Auseinandersetzung zwischen Tumor- und Wirtsgewebe. Typische Eigenschaften der Tumorzellen wie Neoantigene, fehlende Oberflächenantigene, Heterogenität der Tumorzellen, tumorassoziierte Prostaglandine und Enzymsekretion, die die lokale und systemische Abwehr des Wirtsorganismus beeinflussen, scheinen für die Entstehung von Metastasen eine wichtige Rolle zu spielen. Knochenmetastasen entstehen somit fast ausnahmslos im Markraum, auf den sie beschränkt bleiben, spongiösen Knochen zerstören oder von der endostalen Seite her die kortikalen Strukturen arrodieren können.

1.3 Morphologie und zelluläre Mechanismen der Knochenmetastasen

Nach dem morphologischen Befund lassen sich Knochenmetastasen in osteolytische, osteoplastische und gemischtförmige Metastasen unterteilen. Die am häufigsten anzutreffenden Osteolysen kommen bei allen Tumorarten vor, insbesondere jedoch bei Neoplasien der Mamma, der Schilddrüse, der Niere und der Lunge, während sich osteoplastische Metastasen in erster Linie beim Prostatakarzinom finden, bei einem Teil der Mammakarzinome, gefolgt von Karzinomen des Magen-Darm-Traktes, vereinzelt auch beim kleinzelligen Bronchialkarzinom und Adenokarzinom der Lunge. Alle 3 Formen der Knochenmetastasen bedeuten eine Störung des Gleichgewichtes zwischen An- und Abbauvorgängen, denen das gesamte Skelettsystem ständig unterliegt. Während bei osteolytischen Metastasen der Knochenabbau die Knochenneubildung überwiegt und somit ein Nettoverlust an Knochensubstanz resultiert, findet sich bei osteoplastischen Metastasen eine exzessive Zunahme an neugebildetem Knochen; bei gemischtförmigen Metastasen hingegen liegt ein Nebeneinander von osteolytischer Destruktion und meist reaktiver Knochenneubildung vor.

1.3.1 Osteolytische Metastasen

Über den Pathomechanismus des Knochenbefalls bei metastasierenden Tumoren wird folgendes vermutet:

Initial und hauptsächlich verantwortlich für Knochendestruktionen sind die Osteoklasten des Wirtsorgans, die über Prostaglandine der E 2-Serie und andere osteoklasten-aktivierende Faktoren (OSF) der Tumorzellen stimuliert werden. Zusätzlich können die meisten Tumorzellen lysosomale Hydrolasen, Proteasen und Kollagenasen produzieren, die direkt knochenzerstörend wirken und so Raum für die Invasion und Proliferation von Tumorzellen schaffen. Eine untergeordnete Rolle hingegen wird der Knochendestruktion infolge mechanischer Kompression der Tela ossea zugestanden. Die Metastasierung betrifft initial die mit rotem Markgewebe gefüllten Tubuli ossei, im Anschluß daran greift der Prozeß auf spongiöse und kortikale Strukturen über [26, 71, 132, 171]. Histologisch findet sich eine Ansammlung von vergrößerten Osteoklasten in der unmittelbaren Tumorumgebung, jedoch nicht in den Tumormassen selbst, so daß bereits in frühen Stadien, wenn noch kein direkter Kontakt zwischen Tumorzellen und Knochengewebe besteht, Veränderungen an den endostalen Umbauoberflächen beobachtet werden können. Indem die Osteoklasten der Tumorausbreitung vorangehen, sie sozusagen vermitteln, erodieren sie nach und nach tiefe Hohlräume im spongiösen Knochen und innerhalb der Kortikalis. Sukzessive kommt es zu einer vollständigen Infiltration des Markraumes mit lokaler Markfibrose und infolge einer Kompression von Blutgefäßen zu einer Nekrose des Knochengewebes. Im Spätstadium der Knochendestruktion, wenn die verbliebenen Knocheninseln vollständig von Tumorgewebe umgeben sind, nimmt die Osteoklastentätigkeit ab, und die Tumorzellen übernehmen den destruierenden Prozeß [26, 39, 71]. Abhängig von der Agressivität eines Tumors kann eine reaktive Anregung der osteogenetischen Potenzen des Knochengewebes eine Knochenneubildung bewirken, die an der Grenzfläche von Tumor- und Knochengewebe als Randsklerose erkennbar ist.

1.3.2 Gemischtförmige Metastasen

Für die Knochenneubildung verantwortlich sind Osteoblasten, die sich an den Knochenbälkchen im Bereich der Tumorinvasion anhäufen und ungeordneten Faserknochen mit inhomogener Mineralisation erzeugen, so daß unmittelbar nebeneinander Bezirke osteoklastischer Resorption und neu angelagerter Spongiosabälkchen mit verschieden hoher Mineralkonzentration anzutreffen sind [26, 100]. Das Verhältnis von Knochendestruktion und Knochenformation variiert bei den verschiedenen Typen der sekundären metastatischen Knochentumoren erheblich und kann sich im Verlauf des Krankheitsgeschehens, vor allem unter Therapie, von rein osteolytischem über gemischtförmiges zu osteoplastischem Wachstum ändern. Bei umgekehrtem Verlauf spricht eine Zunahme der osteolytischen Komponente für ein Fortschreiten des metastatischen Prozesses und somit für eine schlechte Prognose.

1.3.3 Osteoplastische Metastasen

Bei osteoplastischen Knochenmetastasen findet sich histologisch infolge einer starken Proliferation der Tela ossea unregelmäßig vermehrt mineralisierter Faserknochen mit unterschiedlicher Osteozytendichte und verschieden großen osteozytären Lakunen [26, 100]. Mit zunehmender Sklerosierung auch des Markraumes können schließlich die Tumorzellen infolge einer Störung der Gefäßversorgung regressive Veränderungen aufweisen.

1.3.4 Periostale Reaktionen bei Knochenmetastasen

Reaktive osteoplastische Veränderungen des periostalen Bereiches fanden Normann et al. [180] bei 37% solitärer Knochenmetastasen und bei 78% primärer Knochentumoren. Der Durchbruch des tumorösen Prozesses kann sich als eine schmerzhafte radiäre oder eine häufiger anzutreffende lamelläre Periostreaktion darstellen; histopathologisch entspricht dies einem von Tumorgewebe umgebenen Faserknochen mit weitgehend regelmäßiger lamellärer Struktur und Mineralisation, was auf einen relativ geordnet ablaufenden Knochenumbau schließen läßt.

1.3.5 Tumorresistenz des Knorpelgewebes

Im Gegensatz zu entzündlichen Prozessen sind bei tumorösem Knochenbefall Gelenkknorpel und Disci intervertebrales gegen eine Tumorinvasion relativ resistent [57, 132, 201]. Diese Widerstandskraft von gesunden hyalinem Knorpelgewebe ist gegenüber invasiven Prozessen nach umfangreichen In-vitro- und In-vivo-Studien von Kuettner [132] vermutlich auf 2 Mechanismen zurückzuführen:

1. physikalische Eigenschaften des Knorpelgewebes wie Avaskularität und molekulare Konstellation der Knorpelmatrix,
2. antiinvasive Substanzen des hyalinen Knorpels, welche die kollagenolytischen und proteolytischen Enzyme der Tumorzellen hemmen.

Wenngleich eine tumoröse Knorpeldestruktion extrem selten ist, so können tumoröse Prozesse im Wirbelkörper oder in der Umgebung von Knorpelhaften (Synchondrosis sterni, Symphyse) durch gezielte Infiltration knorpelzerstörend wirken. Gleiches gilt für paraartikulär gelegene Knochenmetastasen, die sich durch Destruktion der subchondralen Grenzlamelle intraartikulär manifestieren können, ein Prozeß, der meist am Kniegelenk anzutreffen ist [201].

2 Diagnostik von Knochenmetastasen

2.1 Klinik der Knochenmetastasen

Die klinische Diagnose von Skelettmetastasen auf Grund der körperlichen Untersuchung und der von Patienten angegebenen Beschwerden ist häufig schwierig. Abhängig von ihrer Lokalisation können Knochenmetastasen längere Zeit stumm bleiben und eine beachtliche Größe erreichen, bevor sie durch Schmerzen, Knochendeformierungen, Schwellungen, pathologische Frakturen, neurologische Ausfallserscheinungen und Bewegungseinschränkungen, die die Lebensqualität der Patienten entscheidend beeinträchtigen, auffällig werden. Für den Schmerz hauptsächlich verantwortlich scheint eine Dehnung des nervenreichen Periost durch direkte Tumorexpansion oder durch Instabilität und kleinste Infraktionen der Kortikalis zu sein, während die Kortikalis und das Knochenmark schmerzunempfindlich sind. Die Bedeutung chemischer Mediatoren ist noch weitgehend unerforscht, doch scheinen Prostaglandine, speziell der E-Serie, freie Nervenendigungen für schmerzauslösende Amine und Kinine wie Histamin und Bradykinin zu sensibilisieren. Schmerzen mit radikulärer Symptomatik hingegen, die häufig bei Wirbel- und Sakrummetastasen anzutreffen sind, werden meist durch Nervenkompression und Muskelspasmen ausgelöst [89].

2.1.1 Komplikationen der Skelettmetastasen

Osteolytische Metastasen

Infolge der verminderten Belastbarkeit des zerstörten Knochens können Osteolysen ohne adäquates Trauma zu Frakturen führen. Besonders gefährdet sind statisch belastete Skelettabschnitte, wobei das Auftreten einer pathologischen Fraktur für den Patienten nicht nur Bewegungseinschränkung oder Immobilität bedeutet, sondern vor allem im Bereich der Wirbelsäule die Gefahr einer peripheren Nervenlähmung oder Querschnittssymptomatik infolge Rückenmarkkompression mit sich bringt. Häufiger als bei osteoplastischen oder gemischtförmigen Metastasen entwickelt sich bei generalisierter osteolytischer Skelettmetastasierung eine Hyperkalzämie mit neurologischer, gastrointestinaler und kardiovaskulärer Symptomatik [233].

Osteoplastische Metastasen

Die weitaus seltener vorkommenden osteoplastischen Metastasen sind in der Regel nicht frakturgefährdet. Sie führen infolge der Sklerose und Markfibrose mit Verdrängung der Hämatopoese häufig zu einer Panmyelophthise. Als weitere Komplikation kann es infolge einer exzessiven Knochenneubildung zu Nerven- und Gefäßkompressionen mit motorischen und sensiblen Ausfällen bzw. Gewebsveränderungen kommen.

2.2 Laborchemische Diagnostik

Labormedizinische Untersuchungen zur Diagnostik und Verlaufskontrolle von Knochenmetastasen beinhalten Tests, die zum einen den Befall des Markes, zum anderen den Befall von spongiösem und insbesondere kortikalem Knochen widerspiegeln.

Bei Knochenmarkmetastasen, die im peripheren Blut eine Verdrängungsmyelopathie mit Absinken der Erythrozyten-, Leukozyten- und Thrombozytenzahl aufweisen, sollte in jedem Fall eine Knochenbiopsie durchgeführt werden [24, 213, 224].

Erhöhungen der Serumwerte LDH, GOT, Harnsäure, Bilirubin und Harnstoff können als unspezifische Parameter gesehen werden [233]. Ebenso können regelmäßige Untersuchungen des CEA, da sie die Tumoraktivität widerspiegeln, auf eine Skelettmetastasierung hinweisen. Bei Vorhandensein von ossären Metastasen spiegelt eine Erhöhung der alkalischen Phosphatase bei gleichzeitig niedriger LAP die vermehrte Osteoblastenaktivität wider, während eine Erhöhung der Hydroxyprolinausscheidung vorwiegend den Abbau der Knochenmatrix durch Osteoklasten aufzeigt und so zur Differenzierung entzündlicher, degenerativer und maligner Prozesse beitragen kann [39, 52, 187, 233].

Nach neuesten Untersuchungen von Parbhoo [187] eignen sich auch Messungen der sauren Phosphatase nicht nur beim Prostatakarzinom zur Diagnostik und Verlaufskontrolle sowohl von osteolytischen als auch osteoplastischen Metastasen.

Bestimmungen des Serum-Kalzium-Spiegels hingegen spielen keine wesentliche Rolle in der Beurteilung von Knochenmetastasen, da eine Hyperkalzämie bei etwa 30% der Tumorpatienten auch in Abwesenheit von Knochenmetastasen vorwiegend bei Mamma-, Nieren- und Lungentumoren auftritt [187, 233].

Zusammenfassend können biochemische Parameter lediglich einen Hinweis auf eine Skelettbeteiligung bei malignen Tumorerkrankungen geben, da sie nur indirekt über den Umsatz des gesamten Skeletts informieren. Zudem hängt die Nachweisempfindlichkeit der meisten Parameter von der Ausdehnung der Metastasierung ab, bei solitären Knochenläsionen liegen die Meßwerte häufig im Normbereich. Von allen nichtinvasiven Untersuchungsmethoden besitzen radiologische Untersuchungsverfahren die höchste Treffsicherheit.

2.3 Radiologische Diagnostik

An bildgebenden Verfahren für die Diagnose und Verlaufskontrolle von Skelett-metastasen stehen zur Verfügung:

1. konventionelle Röntgendiagnostik einschließlich Tomographie,
2. Knochenszintigraphie,
3. Computertomographie,
4. Sonographie,
5. Angiographie,
6. Myelographie,
7. Kernspintomographie.

2.3.1 Konventionelle Röntgendiagnostik

Nativdiagnostik

In der Rangfolge der verschiedenen Untersuchungsmethoden kommt der Röntgendiagnostik eine zentrale Bedeutung zu, da durch sie Läsionen als tumorbedingt identifiziert und Informationen über Lokalisation, Ausdehnung, Struktur und Belastungsfähigkeit gewonnen werden können. Eine sorgfältige Analyse des röntgenmorphologischen Befundes kann die Zuordnung eines metastatischen Knochentumors zu einem Primärtumor ermöglichen, grundsätzlich kann jedoch jeder Organtumor alle Formen der Knochenmetastasen hervorrufen. Röntgenologische Verlaufskontrollen informieren über die Wachstumsdynamik eines metastatischen Prozesses und über Therapieeffekte.

Summationsaufnahmen, die zur räumlichen Beurteilung einer Läsion grundsätzlich in 2 Ebenen durchgeführt werden sollten, stehen am Beginn der diagnostischen Abklärung und sind bei Vorliegen größerer Läsionen vor allem im Bereich der Extremitäten meist ausreichend. Skelettpartien, die kompliziert aufgebaut sind (Wirbelsäule, Sakrum, Schädelbasis) oder die durch benachbarte Strukturen stark überlagert sind, erfordern die zusätzliche Abklärung durch mehrdimensionale Schichtaufnahmen, da die Tomographie durch eine exaktere Detailerkennbarkeit auch wesentlich kleinere Destruktionen erkennen läßt und vor allem im Bereich der Wirbelsäule Auskunft über die Belastbarkeit von Destruktionen gibt.

Kontrastmitteluntersuchungen

Zur Metastasendiagnostik stehen an Kontrastmitteluntersuchungen die Angiographie und die Myelographie zur Verfügung. Die Angiographie ist präoperativ vor diagnostischen und therapeutischen Eingriffen bei Verdacht auf gefäßreiche Tumoren (Hypernephrommetastasen) indiziert. Neben der Vaskularisation kann mit dieser invasiven Methode außerdem die intra- und extraossäre Tumorausbreitung beurteilt werden [8, 21]. Zusätzlich bietet die Angiographie die Möglichkeit der Tumorembolisation und der lokalen Perfusion mit Chemotherapeutika.

Die Myelographie ermöglicht eine Beurteilung des Spinalkanals bei Wirbelmetastasen mit neurologischer Symptomatik.

Sowohl Myelographie als auch Angiographie sind seit Einführung der Computertomographie weitgehend in den Hintergrund getreten.

Röntgenmorphologie der Knochenmetastasen

Osteoplastische Metastasen. Osteoplastische Knochenmetastasen äußern sich röntgenologisch in relativ scharf begrenzten, fleckigen oder auch flächenhaften Spongiosasklerosen, die umschrieben oder generalisiert auftreten können. Bei zusätzlichen periostalen Reaktionen läßt sich neben der Dichte- auch eine Dikkenzunahme und Verplumpung des erkrankten Knochens nachweisen.

Bei gemischtförmigen Metastasen lassen sich neben den Skleroseherden zentral oder perifokal gelegene Strukturauflockerungen abgrenzen.

Osteolytische Knochenmetastasen. Abhängig von ihrer Lokalisation können osteolytische Metastasen häufig erst bei einer Demineralisation von 30–50% der Knochensubstanz röntgenologisch verifiziert werden [160, 202, 217]. Der Nachweis ist in der Kortikalis, wo bereits Defekte von 1–2 mm Größe erkennbar sind, wesentlich leichter als im spongiösen Knochen, in dem auf Grund der Summation aller Strukturen Läsionen häufig erst ab einer Ausdehnung von 1 cm und mehr nachweisbar sind [86, 100]. An Extremitätenknochen lassen sich infolge der gleichmäßigen Weichteilumgebung Läsionen früher erkennen als im Bereich der Wirbelsäule und des Beckens, wo die überlagernden Strukturen eine unterschiedliche Dicke und Dichte aufweisen und häufig Luft enthalten.

Lodwick [149] unterscheidet 3 Destruktionsmuster einer Knochenläsion, die Hinweise auf die Aktivität eines Knochentumors geben und Rückschlüsse auf die Wachstumsdynamik erlauben:

1. Die geographische Osteolyse, eine deutlich abgrenzbare, mehr oder weniger scharf konturierte Aufhellungsfigur, wird bei relativ langsam wachsenden Tumoren gefunden.
2. Die mottenfraßähnliche Destruktion mit multiplen unterschiedlich großen, häufig zu größeren Destruktionen konfluierenden Osteolysen wird durch einen aggressiveren Prozeß hervorgerufen.
3. Die penetrierende Osteolyse bei hochaggressiven Prozessen ist gekennzeichnet durch eine Vielzahl winziger Osteolysen, deren Erscheinungsbild einer hochgradigen Osteoporose ähnelt, und die zu einer Spongiosierung der Kompakta führen können.

Als weiteres Kriterium für die Aggressivität einer Destruktion kann ihre Begrenzung gelten:

Bei geringer Ausbreitungstendenz läßt sich infolge reaktiver Knochenneubildung ein Sklerosesaum abgrenzen, der umso ausgeprägter ist, je langsamer der Tumor wächst [149].

Die Kortikalis kann intakt, arrodiert oder durchbrochen sein.

Periostale Reaktionen, bei sekundären Knochentumoren relativ selten und dann meist bei osteoplastischen Metastasen des Prostatakarzinoms zu sehen, entstehen bei langsamer Infiltration der Periostschichten als lamelläre Knochen-appositionen oder bei raschem Durchbruch eines tumorösen Prozesses als radiäre Periostreaktionen [217].

Belastbarkeit von osteolytischen Knochenmetastasen

Osteolytische Metastasen im Bereich der langen Röhrenknochen sind frakturge-fährdet, wenn mehr als 50% der Kortikalis zerstört sind. Im Bereich der medialen Kortikalis des proximalen Femurs hingegen, die einer starken mechanischen Be-anspruchung ausgesetzt ist, weisen bereits kleinere Destruktionen auf eine dro-hende Fraktur hin [30, 56, 86].

Eine statische Gefährdung im Bereich der Wirbelsäule liegt bei Destruktion der Wirbelkörpervorderkante und vor allem bei den wegen der möglichen neuro-logischen Symptomatik gefürchteten Osteolysen im dorsalen Wirbelkörperanteil vor, insbesondere wenn die Destruktionen auf die Wirbelkörperhinterkante und die Bogenwurzeln übergreifen. Ebenso ist bei noch erhaltener Wirbelkörperrah-menstruktur, jedoch weitgehender Zerstörung der Spongiosa, die Gefahr einer plötzlichen Kompressionsfraktur mit Lähmungssymptomatik gegeben.

Die Beurteilung der Belastbarkeit von Destruktionen im Bereich der Wirbel-säule gelingt in den meisten Fällen durch die konventionelle Tomographie im seitlichen Strahlengang.

Röntgenologische Differentialdiagnose der Knochenmetastasen

Die röntgenmorphologische Variationsbreite von Knochenmetastasen ist erheb-lich. Grundsätzlich kann eine metastatische Läsion jede andere Knochenerkran-kung vortäuschen, d. h. mit dem röntgenologischen Erscheinungsbild entzündli-cher oder generalisierter Knochenerkrankungen, primärer benigner oder mali-gner Knochentumoren einhergehen.

Die Differentialdiagnose solitärer osteolytischer Läsionen beinhaltet Häman-giome, die verschiedenen Arten von Zysten, benigne Tumoren wie Osteoblastome und Knochenlipome, semimaligne Tumoren wie Osteoklastome und maligne Tu-moren wie Fibrosarkome und Retikulumzellsarkome sowie eine Osteomyelitis und Spondylitis [47, 102, 201, 217].

Bei diffusen osteolytischen Prozessen kommen das multiple Myelom und eine massive generalisierte oder umschriebene Osteoporose in Betracht [212, 217].

Osteoplastische Metastasen sind von Kompaktinseln bzw. Osteopoikilie, En-chondromen, Knocheninfarkten, Morbus Paget und Ermüdungsfrakturen mit überschießender Kallusbildung zu differenzieren [14, 217].

Eine genaue Struktur- und Konturanalyse der Knochenaffektion unter Be-rücksichtigung ihrer Lokalisation, klinisches Erscheinungsbild, laborchemische Untersuchungen sowie die Kombination mehrerer radiologischer Untersu-chungsmethoden ermöglichen die exakte Diagnosefindung, die Voraussetzung für eine adäquate Therapie ist.

2.3.2 Nuklearmedizinische Diagnostik

Die Skelettszintigraphie ist von allen derzeit zur Verfügung stehenden radiologischen Untersuchungsmethoden das sensitivste Verfahren in der frühzeitigen Auffindung von Knochenmetastasen der meisten Primärtumoren, ihr Nachteil liegt in ihrer Unspezifität [59, 79, 80, 118, 152, 256, 257]. Als Radiopharmazeutika werden heute ^{99m}Tc-markierte Diphosphonate verwendet, die Skelettabbildung erfolgt mittels Gammakamera.

Da ^{99m}Tc ein reiner Gammastrahler ist und die Halbwertzeit ca. 6 h beträgt, ist die Strahlenbelastung der Patienten gering. Sie beträgt pro 10 mCi ^{99m}Tc-MDP für das Skelett 0,38 cGy, für die Ovarien 0,17 cGy, für die Testes 0,12 cGy, für die Nieren 0,31 cGy und für die Harnblase 4,4 cGy [101].

Phosphat- oder Diphosphonatkomplexe, die sich im Knochengewebe maximal anreichern, verleihen dem Radioisotop ^{99m}Tc osteotrope Eigenschaften, so daß ca. 2 h p.i. ca. 40% des verabreichten ^{99m}Tc-MDP von den Knochen absorbiert sind, während der Rest über die Nieren ausgeschieden wird. Der Grad der Nuklidanreicherung ist abhängig von der lokalen Vaskularisation und der Knochenumbaurate [59, 62, 256, 257]. Knochenmetastasen bewirken wie zahlreiche andere benigne und traumatische Knochenerkrankungen eine Störung des Knochenstoffwechsels mit mehr oder weniger ausgeprägter reaktiver Knochenneubildung und führen so zu vermehrter Nuklideinlagerung („hot spots"). Andererseits können röntgenologisch gesicherte Metastasen eine normale Aktivitätsverteilung aufweisen oder mit lokalen Minderspeicherungen bzw. Speicherdefekten („cold lesions") einhergehen, wenn die reaktive Knochenneubildung fehlt bzw. für den szintigraphischen Nachweis zu gering ist oder wenn infolge schnellen Tumorwachstums die neugebildete Knochenmatrix bereits vor ihrer Mineralisation resorbiert wird [59, 118, 121, 122, 152, 257].

Somit ermöglicht die Szintigraphie eine Funktionsanalyse des Skelettsystems, während die Röntgendiagnostik eine morphologische Strukturanalyse des abgebildeten Knochens vermittelt.

Da die Knochenszintigraphie Gebiete eines erhöhten Mineralumsatzes aufdeckt, ist sie meist ein früherer und sensitiverer Indikator für Knochenerkrankungen, woraus falsch-negative Röntgenbefunde resultieren können. Andererseits beruht die Beurteilung einer szintigraphischen Läsion als Skelettmetastase auf einer Wahrscheinlichkeitseinschätzung und nicht, wie bei den übrigen radiologischen Untersuchungsverfahren, auf einer direkten Identifizierung, so daß falsch-positive und falsch-negative Szintigraphiebefunde auftreten können [99, 112, 123, 256, 257].

Indikation zur Skelettszintigraphie

1. Basisuntersuchung zur Stadieneinteilung maligner Tumoren bei asymptomatischen Patienten sowie Basisuntersuchung für weitere Verlaufskontrollen.
2. Abklärung persistierender Skelettbeschwerden trotz negativer Röntgenbefunde.
3. Bestimmung von Ausdehnung der Skelettmetastasierung bei röntgenologisch nachgewiesenen Metastasen.

4. Kontrolluntersuchung bei asymptomatischen rezidivfreien Tumorpatienten.
5. Verlaufskontrolle zur Beurteilung des Therapieeffektes bei Hormon-, Chemo- oder Radiotherapie von Knochenmetastasen.

Die Knochenszintigraphie besitzt zwar von allen diagnostischen Verfahren die höchste Sensitivität, die Spezifität dieser Methode ist jedoch gering.

Prätherapeutische Knochenszintigramme und Nachsorge

Bei extraossären Malignomen mit bevorzugter Metastasierungstendenz in das Skelettsystem – in fallender Reihenfolge wären hier Mamma-, Prostata-, Bronchuskarzinom sowie Tumoren der Niere, der Schilddrüse und des Rektums zu erwähnen – ist die Skelettszintigraphie als Screeningverfahren zum Zeitpunkt der Diagnosestellung von entscheidender Bedeutung für das weitere therapeutische Vorgehen. Wenngleich der Wert der routinemäßigen Knochenszintigraphie im Rahmen des Staging bei frühen Tumorstadien wegen der geringen Anzahl positiver Befunde (nach Literaturangaben beim Frühkarzinom der Mamma 1.5–24%) von den einzelnen Autoren sehr unterschiedlich beurteilt wird [7, 59, 68, 106, 112, 141, 153, 164, 165, 178, 185, 220, 257], ist ihr Nutzen als Vergleichsbasis für weitere Kontrolluntersuchungen unbestritten. Eine absolute Indikation für die Szintigraphie zum Zeitpunkt der Primärdiagnose ist bei klinisch auffälligen Patienten und höheren Tumorstadien gegeben, da die ossäre Metastasierungshäufigkeit mit steigendem Tumorstadium und zunehmender Entdifferenzierung des Tumors korreliert [16, 106, 118, 185]. Gleiches gilt für die Tumornachsorge, indem bei asymptomatischen High-risk-Patienten die Skelettszintigraphie zur frühesten Erfassung von Knochenmetastasen routinemäßig halbjährlich erfolgen sollte [16, 164, 185]. In diesem Fall spricht das Auftreten fokaler Mehr- oder Minderspeicherungen bei primär unauffälligem Skelettszintigramm für eine beginnende Metastasierung, die jedoch wiederum der artdiagnostischen Bestätigung durch das Röntgenbild bedarf.

2.3.3 Computertomographie

Da die Vorraussetzungen für die röntgenologische Verifizierung von destruierenden Prozessen im spongiösen oder kompakten Knochen infolge der überlagernden Strukturen nicht in allen Skelettabschnitten gleich günstig sind, wird die Computertomographie bei klinischer Symptomatik oder positivem szintigraphischem Befund als ergänzende Untersuchungsmethode eingesetzt [8, 29, 128, 163].

Im Vergleich zu den übrigen radiologischen Untersuchungsverfahren beinhaltet die Computertomographie folgende Vorteile:

1. Die zweidimensionale überlagerungsfreie Darstellung des Knochens, wodurch eine Läsion diagnostiziert, intraspinale Tumorausbreitung, Kortikalisinfiltration und -durchbruch detailliert beurteilt werden können.
2. Die gleichzeitige Erfassung der Nachbarstrukturen, wodurch eine extraossäre, verkalkungsfreie Tumorausdehnung diagnostiziert bzw. ein vom Kno-

chen ausgehender Tumor von einer parossalen oder intraspinalen, sekundär auf den Knochen übergreifenden Raumforderung differenziert werden kann.

3. Messungen von Gewebedichten, eventuell vor und nach Kontrastmittelinjektion, lassen eine Unterscheidung zwischen vaskulären und avaskulären Tumoren, eine Abrenzung gegen benigne Erkrankungen und eine Beurteilung des Markraumes zu.

4. Die Untersuchungsmethode ist nahezu komplikationsfrei und nicht invasiv.

Die Computertomographie wird nach Anfertigung eines Topogramms unter Verwendung einer hochauflösenden Bildmatrix vorgenommen, bei der sekundären Bildverarbeitung werden Aufnahmen in Knochen- und Weichteiltechnik ausgewertet. Abhängig von der Fragestellung erfordert die Bilddarstellung zur Beurteilung der Knochenstrukturen eine Fensterbreite von 1000–2000 Hounsfield-Einheiten (HE), während Weichteilstrukturen und Spinalkanal mit einer Fensterbreite von ca. 500 HE untersucht werden, die mittlere Fensterlage entspricht etwa der mittleren Dichte in HE des zu untersuchenden Gewebes [29]. Die Dichtewerte von spongiösem Knochen liegen im Bereich von 600–800 HE, von Kortikalis zwischen 1600 und 1900 HE, während die Markhöhle der Diaphysen negative Dichtewerte aufweist [29, 97].

Die Diagnose von osteolytischen oder osteoplastischen Metastasen basiert auf den bekannten Röntgenzeichen:

Osteolysen imponieren als hypodense Areale bzw. Defekte, eventuell mit Kortikalisunterbrechungen kombiniert, während osteoplastische Metastasen als hyperdense Läsionen erscheinen, wobei zur korrekten Beurteilung die dem Gewebe entsprechende Fensterbreite und Fensterlage eingehalten werden muß. Fehldeutungen können bei nicht exakter Schnittführung durch Teilanschnitte der Bandscheibe und Wirbelkörpereinbrüche entstehen.

Eine beginnende, auf den Markraum beschränkte Knochenmetastasierung läßt sich an einer Dichteanhebung erkennen, wobei nach Helms et al. [97] erst ein Dichteunterschied von mindestens 20 HE im Seitenvergleich als pathologisch zu werten ist, da die Dichtedifferenzen einander korrespondierender Extremitäten einer physiologischen Schwankungsbreite unterliegen [97, 245].

2.3.4 Sonographie

Die Sonographie stellt als nichtinvasive kostengünstige Methode eine ideale Ergänzung zur Röntgendiagnostik und Szintigraphie in der Diagnose und Verlaufskontrolle vor allem oberflächlich gelegener Knochentumoren dar [130, 167].

2.3.5 Kernspintomographie

Die Kernspintomographie (MRT) als neuestes bildgebendes Verfahren ist nach Literaturangaben auf Grund der Unterschiede in den Relaxationszeiten und dem damit verbundenen hervorragenden Gewebekontrast sowie auf Grund der multiplanaren Abbildungsmöglichkeit als sehr sensitive Methode bei der Abklärung von Knochenerkrankungen anzusehen [19, 20, 196, 200, 254]. Nach Bohndorf et al. [19] und Zimmer et al. [254] ist dieses Verfahren im Nachweis und in der exakten Abgrenzung intramedullärer und extraossärer Anteile von Knochentumoren der konventionellen Röntgentechnik und der Computertomographie überlegen.

Zusätzlich können auf Grund veränderter Signalintensität im Knochenmark Frühstadien der Metastasierung, die röntgenologisch oder computertomographisch nicht oder nicht sicher zu diagnostizieren sind, kernspintomographisch erfaßt werden [19, 196, 254]. Auf Grund der Möglichkeit, rückenmarkkomprimierende und -infiltrierende Prozesse in ihrer Lokalisation und Ausdehnung exakt abzugrenzen, kann die Kernspintomographie nach Porter et al. [196] die CT-Myelographie ersetzen.

Eine im Vergleich zur Röntgentechnik bessere artdiagnostische Zuordnung umschriebener Knochenprozesse gelingt nach Bohndorf et al. [19] und Reiser et al. [200] derzeit mittels der Kernspintomographie jedoch nicht.

Nach kritischer Literaturdurchsicht und auf Grund eigener Erfahrungen kann davon ausgegangen werden, daß die MR-Tomographie im Zusammenwirken mit der konventionellen Röntgendiagnostik und der Computertomographie eine Erweiterung der diagnostischen Möglichkeiten darstellt, wodurch Veränderungen des Markraumes und paraossäre Strukturen sowie insbesondere im Bereich der Wirbelsäule eine Invasion des Spinalkanals exakt erfaßt werden können. Die MRT bietet sich somit als komplementäres Verfahren zur Früherkennung maligner Markrauminfiltrationen und zum lokalen Tumorstaging an (Abb. 1).

Infolge der noch begrenzten Verfügbarkeit und des hohen ökonomischen Aufwandes liegen gegenwärtig jedoch keine ausreichenden Fallzahlen vor, um die

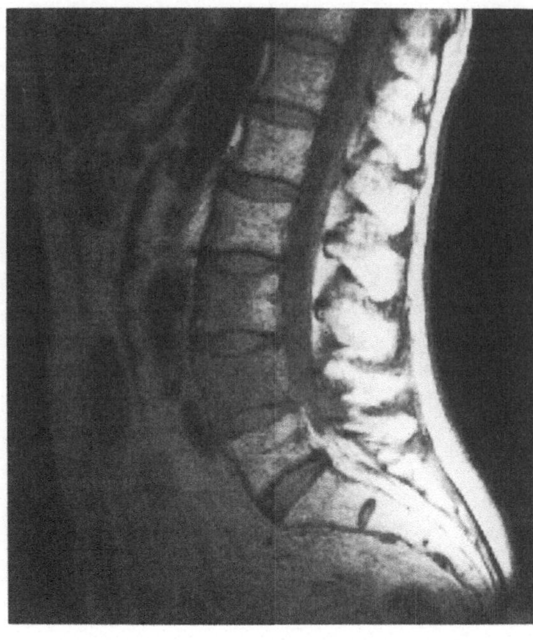

Abb. 1. Sagittales Kernspintomogramm einer Patientin mit Korpuskarzinom und Schmerzen in der LWS-Region bei röntgenologisch und computertomographisch unspezifischem Befund in Sinne degenerativer Veränderungen. Deutliche Signalverluste im Bereich der Wirbelkörper L 3/4, die eine Metastasierung vermuten lassen

Treffsicherheit der Methode bei der Abklärung von Knochenmetastasen definieren zu können.

Zu postulieren sind breit angelegte Studiem mit Vergleichsuntersuchungen, um die bislang vorliegenden Erfahrungen zu erweitern und die Spezifität der Methode zu erhöhen.

3 Untersuchungen zur radiologischen Diagnostik von Knochenmetastasen

3.1 Szintigraphische Diagnostik von Skelettmetastasen unter Berücksichtigung falsch-positiver, falsch-negativer Szintigraphiebefunde und falsch-negativer Röntgenbefunde

3.1.1 Problemstellung und Zielsetzung

Infolge der schnellen Entwicklung neuer diagnostischer Verfahren unterliegt die Anwendung diagnostischer Methoden derzeit einem ständigem Wandel, um – unter Beachtung wirtschaftlicher Grundsätze – den Patienten so schnell wie möglich einer sinnvollen und spezifischen Behandlung zuführen zu können.

In der Diagnostik von Knochenmetastasen ist die hohe Sensitivität der Skelettszintigraphie mit der Möglichkeit der Früherkennung von Metastasen bisher unbestritten [11, 40, 59, 99, 112, 185, 257]. Auf Grund geringer Spezifität ist die Rate falsch-positiver Szintigraphiebefunde jedoch relativ hoch, in der Literatur werden Anteil und Ursachen mehrfach beschrieben [16, 35, 41, 59, 70, 78, 99, 112, 123, 137, 141, 150, 153, 154, 178, 185, 192, 228, 232, 235, 243, 252, 256, 257].

In nahezu allen Arbeiten werden die Fehlbefundungen nach Patientenzahl bzw. Primärtumor analysiert und nicht nach der Anzahl der szintigraphisch und röntgenologisch unterschiedlichen Läsionen, wodurch die unterschiedliche Genese und das weitere Verhalten multipler Läsionen in *einem* Individuum außer acht gelassen wurden. Ungenügend bearbeitet wurde bisher die Problematik szintigraphischer Fehlinterpretationen und somit die Möglichkeiten, diese zu vermeiden. Anhand größerer Patientenkollektive sollen Aussagefähigkeit und somit Indikation der verschiedenen radiologischen Untersuchungsverfahren in der Diagnostik von Skelettmetastasen in ihrer Abhängigkeit zueinander analysiert, ihr Einsatz im Hinblick auf Praktikabilität und Reproduzierbarkeit überprüft werden. Um die Zahl der falsch-positiven und falsch-negativen Befunde auf ein Minimum zu beschränken, sollen Möglichkeiten gesucht werden, die Auswertung der Untersuchungsergebnisse zu optimieren. Unter klinisch-patientenbezogenen Gesichtspunkten soll ein sinnvolles diagnostisches Vorgehen, das Voraussetzung für eine rechtzeitige adäquate Therapie ist, definiert werden.

3.1.2 Patientengut und Methodik

Die visuelle Auswertung von 1094 Skelettszintigrammen von Tumorpatienten ergab in 369 Fällen (33,7%) einen unauffälligen Befund, während bei 620 Patienten (56,7%) übereinstimmend szintigraphisch und röntgenologisch Knochenmetastasen diagnostiziert wurden. In 105 Fällen fand sich ein diskrepanter Befund. Bei den 105 Patienten mit bekanntem Primärtumor (Tabelle 1), die klinisch, szintigraphisch und röntgenologisch einen differenten Befund aufwiesen, wurden die suspekten Skelettabschnitte bis zum sicheren Nachweis oder Ausschluß von Knochenmetastasen mindestens 3 Jahre szintigraphisch und röntgenologisch kontrolliert.

Die Knochenszintigramme wurden 2–3 h nach i.v.-Applikation von 550 MBq (15 mCi) ^{99m}Tc-Methylendiphosphonat in ventraler und dorsaler Projektion z.T. als Ganzkörper-, z.T.

Tabelle 1. Patienten mit klinisch, röntgenologisch und szintigraphisch differentem Befund (n = 105)

Primärtumor	n	[%]
Mammakarzinom	80	76,2
Hypernephrom	8	7,6
Bronchialkarzinom	7	6,7
Prostatakarzinom	5	4,8
Rektumkarzinom	2	1,9
Korpuskarzinom	2	1,9
Larynxkarzinom	1	0,9

als Einzelaufnahmen unter Verwendung einer Szintillationskamera und eines hochauflösenden Kollimators angefertigt.

Bei allen Patienten wurde der szintigraphische oder klinische Befund (Skelettschmerzen) röntgenologisch durch Übersichtsaufnahmen und gegebenenfalls durch Tomographien überprüft.

Der szintigraphische Befund wurde dann als falsch-positiv beurteilt, wenn die pathologische Nuklidanreicherung mit einem benignen Röntgenbefund korrelierte, wenn sich die szintigraphischen Verlaufskontrollen ohne spezifische Therapie normalisierten oder wenn röntgenologische Kontrollen bis zu 3 Jahren keine Knochenmetastasen aufzeigten.

Als falsch-negativ wurden Szintigraphiebefunde eingestuft, die keinen Metastasenverdacht ergaben, während zum gleichen Zeitpunkt röntgenologisch Knochenmetastasen nachzuweisen waren. Falsch-negative Röntgenbefunde lagen vor, wenn initial bei abnormem Knochenszintigramm das Röntgenbild unauffällig war und erst nachfolgend positiv wurde.

3.1.3 Ergebnisse

Falsch-positive Szintigraphiebefunde

Bei den 105 Patienten zeigten sich insgesamt 72 lokal vermehrte Nuklidanreicherungen, die auf benigne Skelettläsionen oder Fehlinterpretationen zurückzuführen waren. Unter diesen Fällen fanden sich allerdings 23 Patienten, die zusätzlich Knochenmetastasen an anderen Skelettabschnitten aufwiesen mit szintigraphisch und röntgenologisch positivem Befund. Die Lokalisationshäufigkeit und Ursachen der nicht metastatisch bedingten Aktivitätsanreicherungen geben Tabelle 2 und 3 wieder.

Am häufigsten fanden sich benigne fokale Nuklidanreicherungen im Bereich der Wirbelsäule, bedingt durch degenerative Veränderungen, Kompressionsfrakturen bei Osteoporose, Hämangiomwirbel und Spondylitis. Alle szintigraphisch positiven Befunde im Bereich der Rippen waren auf Frakturen oder Prellungen zurückzuführen, bei allen Patienten zeigten szintigraphische Verlaufskontrollen frühestens nach 2 Monaten und spätestens nach 12 Monaten einen unauffälligen Befund. Im Bereich der Schädelkalotte entsprachen die vermehrten Anreicherungen einer Hyperostosis cranialis interna, einem Osteom, einer Trepanationsfolge und einer tiefen Pacchioni-Granulation, während die szintigraphischen Befunde im Bereich des Gesichtsschädels röntgenologisch mit Zahngranulomen und einer Sinusitis korrelierten. Fokal erhöhte Aktivitätsaufnahmen an den Gelenken wa-

Tabelle 2. Lokalisation fokaler Aktivitätsanreicherungen benigner Ursache (n = 72)

Lokalisation	n
Brustwirbelsäule	13
Halswirbelsäule	8
Lendenwirbelsäule	8
Rippen	7
Schädelkalotte	5
Gesichtsschädel	6
Kniegelenk	4
Extremitäten	4
Becken	4
Schulter-, Hüft-, Sakroiliakal-, Sprunggelenk	8 (je 2)
Sternoklavikular-, Akromioklavikular-, Interphalangealgelenk	3 (je 1)
Hand-, Fußwurzel	2 (je 1)

Tabelle 3. Benigne Ursachen vermehrter Nuklidanreicherung im Knochenszintigramm (n = 72)

Ursache	n
Spondylosis und degenerative Veränderungen	20
Fraktur/Prellung	13
Arthrose	11
Zahngranulom	4
Arthritis	2
Chronische Polyarthritis	2
Hyperostosis cranialis interna	2
Knocheninfarkt	2
Alte Fraktur	2
Sinusitis	2
Ossäres Hämangiom	2
Harnblasendivertikel	2
Osteom	2
Spondylitis	1
Postoperativ	1
Osteonekrose	1
Periarthropathie	1
Tiefe Pacchioni-Granulation	1
Kontamination	1

ren am häufigsten auf arthrotische Veränderungen zurückzuführen, seltener auf akute oder chronische Arthritiden und periartikuläre Verkalkungen. Eine symptomatische Läsion im Bereich des Hüftgelenkes erwies sich röntgenologisch als posttraumatische Femurkopfnekrose (Abb. 2a, b). Metastasenverdächtige Abnormitäten im Bereich der langen Röhrenknochen traten als Folge von Knocheninfarkten und früheren Frakturen auf, während 2 einzelne Läsionen im Bereich der Schambeine jeweils auf ein Harnblasendivertikel, im Bereich der Darmbeine auf ein Osteom und eine Kontamination zurückzuführen waren.

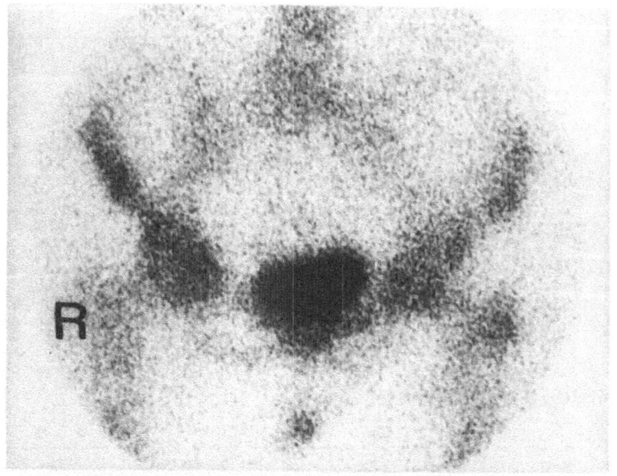
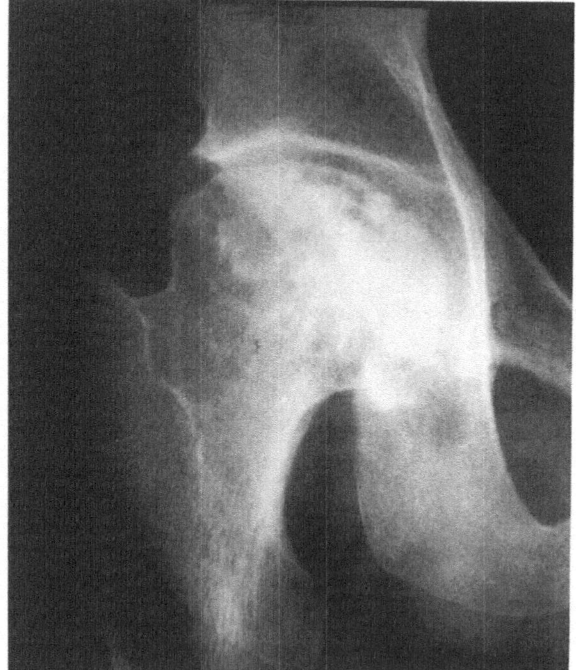

Abb. 2a, b. Femurkopfnekrose.
a Knochenszintigramm mit Mehrspeicherung im rechten Hüftgelenk.
b Röntgenbefund: Femurkopfnekrose

Falsch-negative Szintigraphiebefunde

Falsch-negative szintigraphische Befunde traten unter den 105 Patienten 77mal auf; in 17 Fällen waren bereits Knochenmetastasen bekannt, die szintigraphisch bei 15 Patienten als „hot spots" und bei 2 Patienten als „cold lesions" erkennbar waren. Ursache und Lokalisation der falsch-negativen Befunde gibt Tabelle 4 wieder.

Der größte Anteil (29%) falsch-negativer Befunde ergab sich durch szintigraphisch stumme Metastasen, die auf Grund einer homogenen Nuklidverteilung

Tabelle 4. Ursache und Lokalisation falsch-negativer Szintigraphiebefunde (n = 77)

Lokalisation	Ursache					
	Normale Nuklidanreicherung	Vermehrte Nuklidanreicherung nicht erkannt	Fehlinterpretation	„cold lesions"	Superscan	Artifiziell
	n = 22 (29%)	n = 21 (27%)	n = 13 (17%)	n = 10 (13%)	n = 8 (10%)	n = 3 (4%)
Becken	5	8	6	3		2
Halswirbelsäule	–	2	–	–		–
Brustwirbelsäule	5	4	–	3		–
Lendenwirbelsäule	7	3	–	2		–
Extremitäten	2	4	7	1		1
Rippen	3	–	–	1		–

nicht erkannt werden konnten, während röntgenologisch osteolytische Metastasen unterschiedlicher Größe (1–6 cm) nachweisbar waren (Abb. 3a).

Eine nahezu gleich große Gruppe (27%) war auf die Tatsache zurückzuführen, daß gering vermehrte oder inhomogene Aktivitätsanreicherungen, retrospektiv nach Kenntnis des Röntgenbefundes diagnostiziert, primär nicht als pathologisch erkannt worden waren. In beiden Gruppen lagen zum gleichen Zeitpunkt in ca. 80% zusätzlich intensiv speichernde Knochenmetastasen vor.

17% der Läsionen, die alle im Bereich von Gelenken lokalisiert waren, wurden auf Grund des Anreicherungsmusters als degenerativ fehlinterpretiert, während die röntgenologische Kontrolluntersuchung metastatische Destruktionen aufdeckte.

„Cold lesions", d. h. ebenfalls retrospektiv diagnostizierte umschriebene Minderspeicherungen ohne umgebende Mehrspeicherung waren in 13% der Fälle für falsch-negative Befunde verantwortlich (Abb. 3b). In allen 10 Fällen waren röntgenologisch mottenfraßähnliche Osteolysen nachzuweisen. Lediglich bei einem Patienten lag eine solitäre Metastase im Bereich des 1. BWK vor, bei allen übrigen Patienten bestanden zusätzlich mehrspeichernde Knochenmetastasen, die sich in 40% dieser Fälle röntgenologisch als gemischtförmige Metastasen, d. h. Osteolysen mit osteoplastischer Komponente, darstellten. Eine Zusammenstellung der Primärtumoren der szintigraphisch stummen und minderspeichernden Knochenmetastasen zeigt Tabelle 5.

In 10% lagen Superscans vor, die bei diffuser Knochenmetastasierung als negativ fehlinterpretiert wurden. Bei allen Patienten stellten sich zum Zeitpunkt der Skelettszintigraphie die Nieren flau dar, die Skelettanreicherung war intensiv, in 3 Fällen absolut homogen, während bei 3 Patienten einzelne herdförmige Nuklidanreicherungen im Bereich der Wirbelsäule und bei 2 Patienten im Bereich der kleinen bzw. großen Gelenke vorlagen. Röntgenologisch war in 4 Fällen eine diffuse gemischtförmige Metastasierung erkennbar, während in 3 Fällen das gesamte Skelett mit kleinfleckigen Osteolysen und in einem Fall mit kleinfleckigen

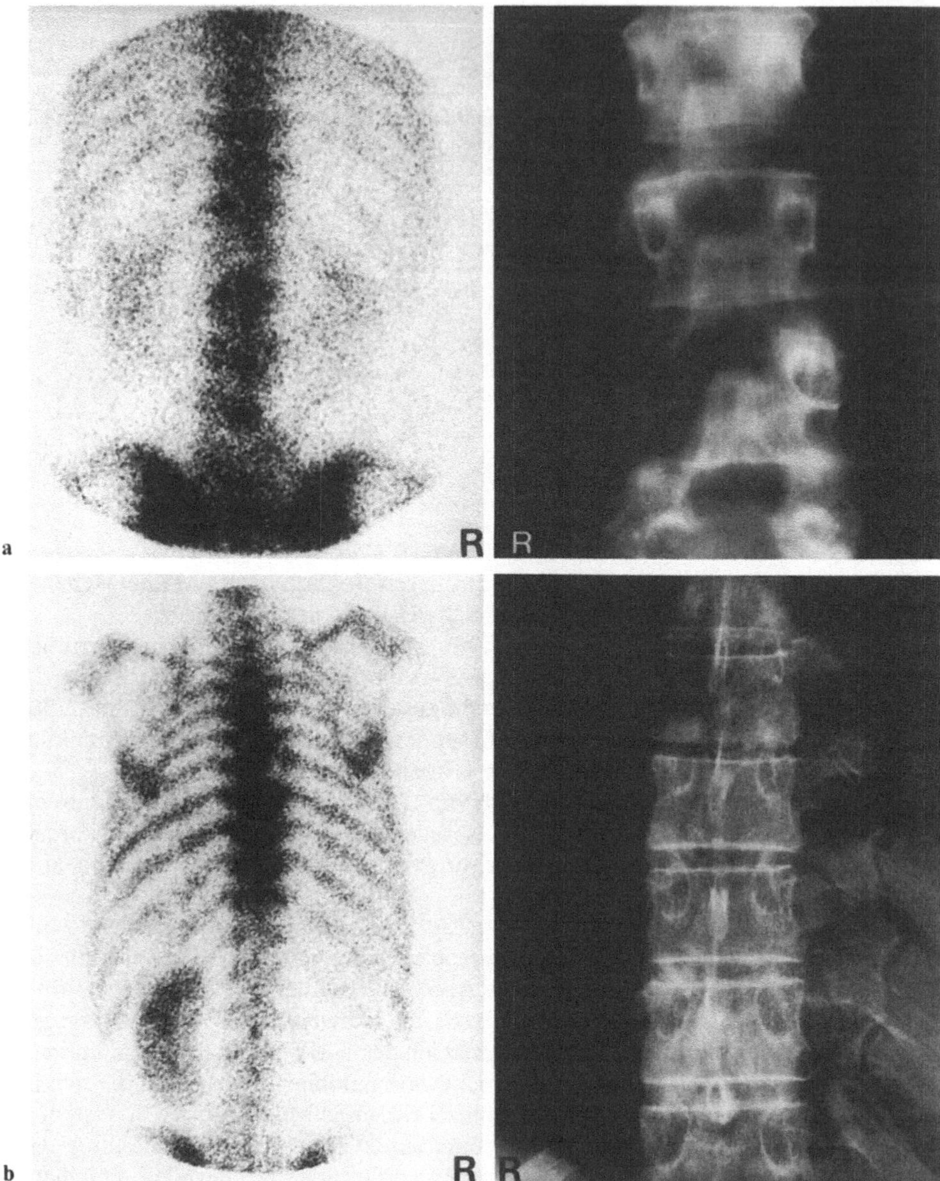

Abb. 3. a Osteolytische Metastase an LWK 4 rechts mit homogener Nuklidanreicherung im Knochenszintigramm. **b** Osteolytische Metastase an BWK 7 rechts mit „cold lesion" im Szintigramm

Tabelle 5. Primärtumoren falsch-negativer Szintigraphiebefunde infolge szintigraphisch stummer und minderspeichernder Knochenmetastasen

Primärtumor	Knochenmetastasen (n = 32)	
	Szintigraphisch stumm n = 22	Minderspeichernd n = 10
Mammakarzinim	6	6
Bronchialkarzinom	4	3
Hypernephrom	10	—
Rektumkarzinom	1	—
Korpuskarzinom	1	—
Plasmozytom	—	1

Tabelle 6. Initial falsch-negative Röntgenbefunde. Zeitintervall zwischen positivem Szintigraphie- und positivem Röntgenbefund (n = 41)

Zeit (Monate)	Anzahl der Läsionen	Lokalisation der Läsionen (in Klammern: Anzahl)
1	1	Halswirbelsäule (1)
2	7	Becken (3), Humerus (2), Brustwirbelsäule (2)
3	—	—
4	9	Rippen (3), Becken (2), Lendenwirbelsäule (2), Femur (1), Sternum (1)
5	—	—
6	8	Becken (3), Femur (2), Halswirbelsäule (1), Brustwirbelsäule (1) Rippen (1)
7	—	—
8	3	Rippen (1), Femur (1), Klavikula (1)
9	—	—
10	5	Brustwirbelsäule (2), Lendenwirbelsäule (2), Femur (1)
11	—	—
12	5	Halswirbelsäule (2), Brustwirbelsäule (1), Becken (1), Schädel (1)
13	—	—
14	1	Lendenwirbelsäule (1)
15	—	—
16	—	—
17	—	—
18	2	Becken (1), Brustwirbelsäule (1)

Osteoplasien durchsetzt war (Abb. 4). Die umschriebenen Mehrspeicherungen waren bei 3 Patienten auf Deckplatteneinbrüche bzw. pathologische Frakturen einzelner Wirbelkörper und bei jeweils 1 Patienten auf eine zusätzlich vorliegende chronische Polyarthritis bzw. ausgeprägte Arthrosen zurückzuführen. Bei allen 8 Patienten lag als Primärtumor ein Mammakarzinom vor. 4% der falsch-negativen Szintigraphiebefunde waren artifiziell bedingt:

In 2 Fällen war eine Destruktion am Schambein durch Aktivität in der Harnblase überlagert, in 1 Fall wurde eine Osteolyse am distalen Humerus durch ein Paravasat an der Injektionsstelle maskiert.

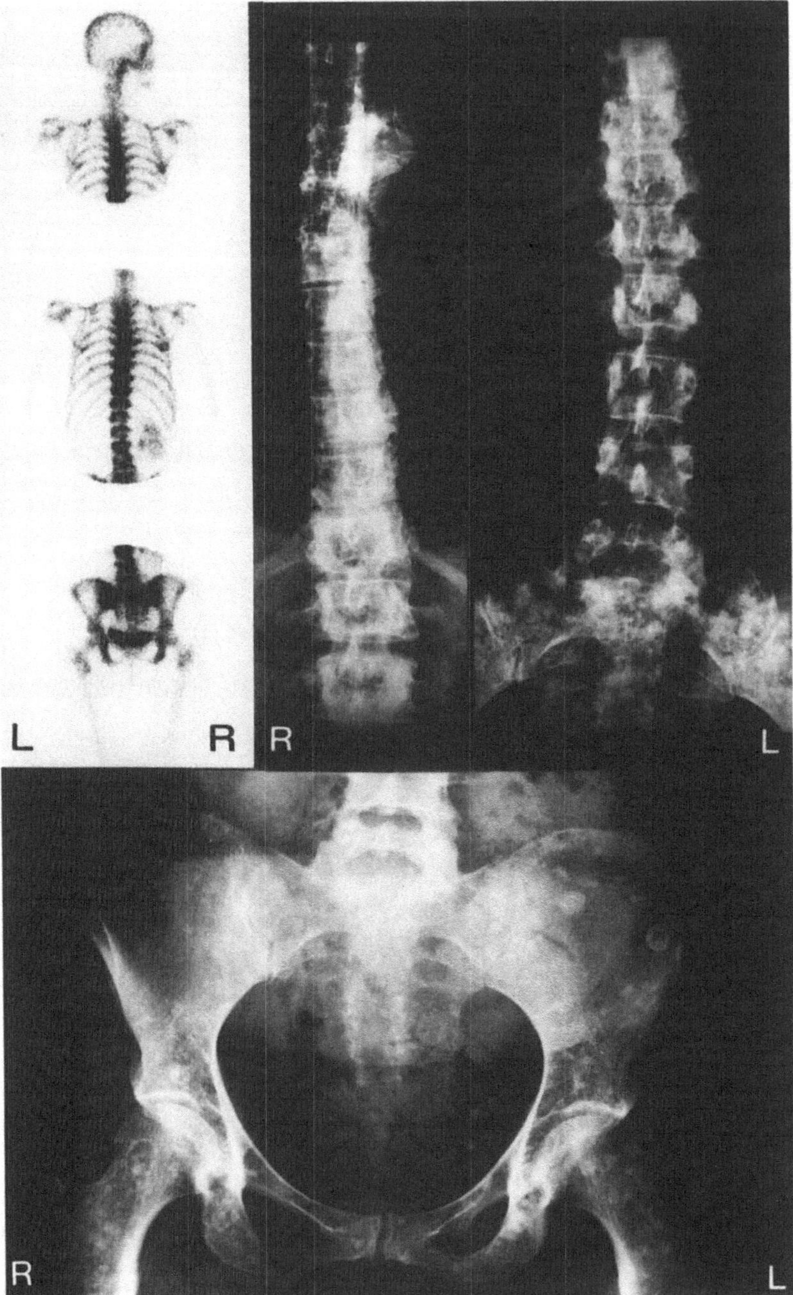

Abb. 4. Diffuse osteoplastische Metastasierung mit homogener Aktivitätsanreicherung im Szintigramm („Superscan")

Initial falsch-negative Röntgenbefunde

Röntgenologisch negative Befunde fanden sich bei den 105 Patienten in 41 Fällen. Als Primärtumor war bei einem Patienten ein Rektumkarzinom, bei den übrigen Patienten ein Mammakarzinom bekannt. Das Zeitintervall zwischen initial positivem Skelettszintigramm und nachfolgend positivem Röntgenbefund zeigt Tabelle 6. Das kürzeste Intervall betrug 1 Monat, das längste Intervall 18 Monate. Bei 3 Patienten lagen solitäre Knochenmetastasen (2 Osteolysen, 1 Osteoplasie) vor, die röntgenologisch nach 18 Monaten bzw. in einem Fall nach 14 Monaten positiv wurden. Alle übrigen Läsionen waren im Rahmen einer polytopen, meist osteolytischen Skelettmetastasierung aufgetreten, wobei bei 2 Patienten 6 Läsionen zu unterschiedlichen Zeitpunkten (nach 2 und 4 Monaten) röntgenologisch nachweisbar wurden.

3.1.4 Diskussion

Der hohe diagnostische Stellenwert der Knochenszintigraphie in der Frühdiagnose von Knochenmetastasen ist unbestritten. Die Frühdiagnostik sekundärer, maligner Knochentumoren beruht auf einer lokal vermehrten oder verminderten Anreicherung des knochenaffinen Radiopharmakons, die allerdings unspezifisch ist und zu Fehlinterpretationen führen kann. In der Literatur [43, 68, 70, 99, 103, 112, 141, 185, 192, 228] wird die Häufigkeit falsch-positiver Szintigraphiebefunde, die in allen Arbeiten auf vermehrten Nuklidanreicherungen beruhen, zwischen 0% [68, 70] und 40% [228] angegeben. Auch die falsch-positiven, d.h. nicht malignen Befunde in unserem Krankengut waren ausschließlich auf Grund von „hot spots" erhoben worden, während in der Literatur auch „cold lesions" bei benignen Knochenerkrankungen wie Knocheninfarkt [78, 82, 119, 232], aseptischer Knochennekrose [78], Osteomyelitis [88, 207, 238] und chronischem Nierenversagen [198] beschrieben werden. Grund für die szintigraphische Fehlbefundung von Knochenmetastasen bei ausschließlich vermehrter Nuklidanreicherung dürfte sein, daß sich maligne und benigne Knochenprozesse infolge der verstärkten Knochenneubildung und Vaskularisation in der Regel als Bezirke vermehrter Aktivitätsanreicherung zeigen, die auf Grund des positiven Kontrastes wesentlich besser abgrenzbar sind als Speicherdefekte. Bereits unter normalen Bedingungen zeigen nach zum Winkel [257] Brustwirbelsäule, Sakroiliakalgelenke und die statisch belasteten Gelenke der unteren Extremität häufig eine leicht erhöhte Aktivitätsspeicherung. Vermehrte fokale Nuklidanreicherungen, die bei Routineuntersuchungen und Verlaufskontrollen als Metastasierung fehlinterpretiert werden können, finden sich, abgesehen von hormonellen und metabolischen Osteopathien sowie entzündlichen Weichteilprozessen, am häufigsten infolge degenerativer Knochen- und Gelenkerkrankungen wie Spondylosis und Arthrosis deformans, Prellungen und Frakturen, wobei das Knochenszintigramm bis zu 3 Jahren positiv sein kann. Im Vergleich dazu führen folgende benigne Knochenveränderungen relativ selten zu Fehlinterpretationen:

Zahngranulom mit Ostitis, infektiöse Arthritis, chronische Polyarthritis, Hyperostosis cranialis interna, Knocheninfarkte, Sinusitis, ossäres Hämangiom,

Spondylitis bzw. Osteomyelitis, aseptische Knochennekrose, Pacchioni-Granulation, gutartige ossäre und kartilaginäre Tumoren. Vorgetäuschte positive Befunde ergeben sich durch Urinkontamination und durch Harnblasendivertikel. Wenngleich Form, Intensität und Lokalisation vermehrter Nuklidanreicherung gelegentlich auf die Genese schließen lassen [16, 99, 112, 257], wird die Spezifität durch gezielte Röntgenaufnahmen entscheidend verbessert, so daß in keinem Fall auf die röntgenologische Kontrolle zur artdiagnostischen Abklärung der szintigraphisch positiven Skelettabschnitte verzichtet werden kann. Dieses Vorgehen erscheint insbesondere unter Berücksichtigung der Auswertung unserer falsch-negativen Szintigraphiebefunde gerechtfertigt, die in unserem Beobachtungsgut zu 17% auf eine Fehlinterpretation des Anreicherungsmusters zurückzuführen waren.

Korreliert ein szintigraphisch positiver Befund mit röntgenologisch verifizierten benignen Läsionen, so erübrigen sich durch die exakte Diagnose kostenintensive kurzfristige Verlaufskontrollen oder weitere, aufwendigere Untersuchungsverfahren, dem Patienten bleibt die psychische Belastung einer vagen, unsicheren Diagnose erspart. Läßt sich eine pathologische Aktivitätsanreicherung röntgenologisch nicht erklären, so muß sie solange als metastatisch bedingt angesehen werden, bis das Gegenteil bewiesen ist, da zwischen positivem Knochenszintigramm und nachfolgend positivem Röntgenbefund Intervalle bis 18 Monate (Tabelle 6) beobachtet wurden, wobei die verschiedenen Läsionen zu unterschiedlichen Zeitpunkten röntgenologisch positiv werden können. Diese Ergebnisse stimmen mit Untersuchungen von Galasko [69] bei 50 Patientinnen mit fortgeschrittenem Mammakarzinom überein, deren szintigraphische Läsionen sich nach 3 Monaten zu 55%, nach 6 Monaten zu 72%, nach 12 Monaten zu 96% und nach 18 Monaten zu 100% röntgenologisch als Metastasen nachweisen ließen.

Bemerkenswert ist die Tatsache, daß es sich bei den Läsionen, die zum spätesten Zeitpunkt (Tabelle 6) röntgenologisch positiv wurden, um solitäre Metastasen handelte, was durch eine langsame Tumorprogredienz in frühen Krankheitsstadien mit örtlich begrenztem Tumorwachstum zu erklären ist.

Je ausgeprägter die Skelettmetastasierung zu Beginn der Studie war, desto rascher wurden initial röntgenologisch stumme Metastasen positiv. Die Abhängigkeit des metastasenfreien Intervalls vom Tumorstadium wurde auch von anderen Autoren beschrieben [127, 164, 165]. Eine besondere Beziehung der initial röntgenologisch stummen Metastasen zu bestimmten Skelettabschnitten konnten wir im Gegensatz zu Hortobagyi [103] nicht nachweisen.

Nach Literaturangaben [16, 99, 103, 120, 137, 141, 185, 192] schwankt die Häufigkeit röntgenologisch negativer Knochenmetastasen zwischen 9,1% [192] und 37% [185], wobei Pistenma et al. [192] falsch-negative Röntgenbefunde am häufigsten bei Primärtumoren der Lunge und des Gastrointestinaltraktes fanden. Die von uns beobachteten röntgenologisch negativen Befunde waren ausschließlich durch Mammakarzinome bedingt, hierbei spielt jedoch sicherlich die Auswahl des Krankengutes eine Rolle.

Die Häufigkeit falsch-negativer Szintigraphiebefunde beträgt in der Literatur [16, 35, 99, 112, 141, 178, 185, 192] 0% [185] bis 18% [103]. Verglichen mit den Literaturangaben ist die Anzahl falsch-negativer Befunde unserer Studie relativ hoch (10% bezogen auf alle röntgenologisch kontrollierten Befunde, 73% bezogen auf diskrepante Befunde), was darauf zurückzuführen ist, daß es sich um ein selektiertes Patientengut handelte und daß das szintigraphische Verhalten jeder einzelnen Metastase auch bei vorliegenden multiplen Läsionen analysiert wurde. Die Versagerzahl ergibt sich somit aus der Zahl der nichtspeichernden Läsionen und beruht nicht, wie in der Literatur, auf der Anzahl der Patienten.

Die häufigste Ursache falsch-negativer Szintigraphiebefunde waren diskret mehrspeichernde und szintigraphisch stumme Metastasen, die röntgenologisch ausschließlich als Osteolysen unterschiedlicher Größe imponierten. In der Literatur [78, 150, 232, 235] werden ebenfalls ausnahmslos osteolytische Metastasen erwähnt, die unabhängig von ihrer Größe zu einer normalen Nuklidanreicherung führten. Sowohl bei szintigraphisch stummen als auch minderspeichernden Metastasen waren nach eigenen (Tabelle 5) und Literaturergebnissen [15, 78, 112, 122, 141, 150, 154, 232] die häufigsten Primärtumoren das Bronchialkarzinom, das Mammakarzinom und das Hypernephrom, wobei nach Untersuchungen von Kober et al. [122] eine besondere Beziehung zu bestimmten Tumorformen nicht besteht. Verantwortlich für die unauffällige Aktivitätsanreicherung im Bereich einer Metastase dürfte vielmehr eine geringe Knochenneubildung und Vaskularisation sein, die zu einer „noch normalen” Nuklidanreicherung führt.

„Cold lesions", d. h. umschriebene Minderspeicherungen bei normaler Umgebungsaktivität, sind auf Grund ihres negativen Kontrastes schwierig zu diagnostizieren und führten somit ebenfalls häufig zu falsch-negativen Befunden. Dieses Phänomen findet sich insbesondere bei aggressiven Osteolysen mit fehlender osteogener Abwehrreaktion [154, 256, 257]; andererseits können auch sehr langsam wachsende Metastasen mit fehlender Osteogenese des benachbarten Knochengewebes zur Negativdarstellung im Szintigramm führen [141, 112].

Die Annahme, daß das szintigraphische Verhalten einer Knochenmetastase nicht von der Histologie des Primärtumors, sondern von ihrem morphologischen Erscheinungsbild (osteolytisch, osteoplastisch, gemischtförmig) und der Intensität des benachbarten Knochenumbaus bestimmt wird, wird unterstützt durch die Tatsache, daß sich bei den untersuchten Patienten mit normal- oder minderspeichernden rein osteolytischen Knochenmetastasen in den meisten Fällen zusätzlich mehrspeichernde Metastasen fanden, die in etwa 40% eine mehr oder weniger ausgeprägte osteoplastische Komponente aufwiesen.

Eine besondere Aggressivität der minderspeichernden Metastasen, die sich, verglichen mit den mehrspeichernden Läsionen, in einer rascheren Größenzunahme ausgedrückt hätte, konnte in unserem Krankengut nicht nachgewiesen werden.

Lediglich für das Plasmozytom gilt, daß sich osteolytische Herde auf Grund einer normalen oder leicht verminderten Aktivitätsverteilung häufig dem szintigraphischen Nachweis entziehen, da die diffuse Infiltration des Knochens mit Plasmazellen keinen erhöhten Mineralumsatz und somit keine vermehrte Ablagerung der applizierten Tracersubstanz bewirkt [16, 27, 112, 116, 122, 232, 243, 252].

Eine weitere Ursache falsch-negativer Szintigramme sind „Superscans". Auf Grund der mangelnden Detaildarstellung im Szintigramm ist man bei der Beurteilung vorwiegend auf einen Seitenvergleich bzw. den Vergleich mit benachbarten Regionen angewiesen. Dies führt dazu, daß bei diffuser, das gesamte Skelettsystem durchsetzender Metastasierung eine homogene Aktivitätsverteilung ohne fokale Läsion oft als negativ fehlinterpretiert wird. Während im Schrifttum [41, 64, 99, 112, 137, 153, 235] eine diffuse Metastasierung, die szintigraphisch übersehen wurde, beim Prostata-, Mamma- und Bronchialkarzinom erwähnt wird, handelte es sich im vorliegenden selektierten Patientengut ausschließlich um diffuse Metastasen beim Mammakarzinom, die durch routinemäßig durchgeführte Thoraxübersichtsaufnahmen bzw. röntgenologische Kontrollen der mehrspeichernden Bezirke (chronische Polyarthritis, Arthrose, Wirbelkörperkompressionen) aufgedeckt wurden. Hinweise auf diese Superscans können sich jedoch auch szintigraphisch ergeben, indem sich eine intensive Skelettdarstellung zeigt bei fehlender oder nur schwacher Aktivität in den Nieren, der Harnblase und den Weichteilen. Von Bedeutung ist hierbei ein Ganzkörperscan unter konstanten Bedingungen, was auf Grund mangelnder Gerätekapazität jedoch oftmals nicht durchgeführt werden kann.

3.2 3-Phasen-Skelettszintigraphie bei Knochenmetastasen

3.2.1 Problemstellung und Zielsetzung

Die im statischen Skelettszintigramm zu beobachtende Anreicherung osteotroper Radioisotope korreliert mit der lokalen Durchblutung und der regionalen Knochenneubildungsrate, läßt jedoch keinerlei artdiagnostische Aussage zu. Im Rahmen der Mehrphasenszintigraphie können diese zwei die Anreicherungsrate bestimmenden Parameter getrennt beurteilt und semiquantitativ aufgeschlüsselt werden. Dieses Verfahren kann ohne zusätzliche Strahlenbelastung der Patienten durchgeführt werden und läßt sich in 3 Phasen unterteilen:

- 0–1 min Perfusionsphase (angiographische Phase),
- 1–15 min Blutpoolphase (venöse Phase, Extravasalphase),
- 2–3 Stunden Skelettphase (ossäre Phase).

Nach Literaturangaben [74, 83, 110, 155, 156, 161, 169, 188, 220, 222, 225, 226] kann die 3-Phasen-Skelettszintigraphie auf Grund typischer Anreicherungsmuster einer Läsion die Spezifität des Knochenszintigramms erhöhen. Wenngleich im Krankengut unserer Klinik durch die zusätzliche Durchführung gezielter Röntgenaufnahmen in ca. 95% eine artdiagnostische Zuordnung szintigraphischer Befunde möglich war, veranlaßten uns differentialdiagnostische Schwierigkeiten in der Abgrenzung zu benignen Veränderungen nach metastasentypischen Befundmustern in der 3-Phasen-Skelettszintigraphie zu suchen. Neben der Wertigkeit der 3-Phasen-Skelettszintigraphie in der Metastasendiagnostik war zu untersuchen, ob bestimmte Abweichungen der Polyphosphatkinetik innerhalb der 3 Phasen als prognostischer Faktor anzusehen sind.

Zusätzlich war zu überprüfen, welche Bedeutung der 3-Phasen-Szintigraphie in der Beurteilung des Therapieeffektes bestrahlter Knochenmetastasen zukommt.

3.2.2 Patientengut und Methodik

Bei 51 Patienten wurden insgesamt 125 Knochenmetastasen mit der 3-Phasen-Skelettszintigraphie untersucht. Die Primärtumoren waren bei 37 Patienten Mammakarzinome, bei jeweils 3 Patienten Prostatakarzinome und Hypernephrome, bei 2 Patienten Bronchialkarzinome; in je 1 Fall lag ein Histiofibrosarkom, ein Hämangioperizytom, ein Liposarkom, ein Merkel-Zelltumor sowie ein Sigma- und Schilddrüsenkarzinom vor. Sämtliche Skelettmetastasen waren klinisch, röntgenologisch und durch Verlaufsbeobachtungen gesichert. Die topographische Verteilung der untersuchten Metastasen zeigt Tabelle 7. Die geringe Anzahl von Läsionen im Bereich der Brust- und Lendenwirbelsäule resultiert daraus, daß von diesen Skelett-

Tabelle 7. Lokalisationshäufigkeit der in der 3-Phasen-Skelettszintigraphie untersuchten Knochenmetastasen (n = 125)

Lokalisation	Fallzahl
Femur	54
Becken	42
Humerus	12
Lendenwirbelsäule	7
Tibia	3
Brustwirbelsäule	3
Klavikula	2
Fibula	1
Rippen	1

abschnitten wegen Überlagerung durch Organe (Herz, Lunge) und große Gefäße die angiographische Phase häufig nicht oder nur technisch unzureichend darzustellen war.

Die Szintigramme wurden nach bolusartiger Injektion von 550 MBq (15 mCi) ^{99m}Tc-MDP in folgenden Intervallen gespeichert:

1. Bei Erscheinen der Aktivität auf dem Monitor als Serien-Szintigraphie über 90 s mit Einzelbildern alle 5 s zur Darstellung der angiographischen Phase (I),
2. 10–15 min p.i. zur Darstellung der Blutpoolphase (II),
3. 2–3 Stunden p.i. als statisches Knochenszintigramm zur Darstellung der ossären Phase (III).

Zusätzlich wurden Zeitaktivitätskurven mittels ROI-Technik über dem metastatischen Prozeß, dem entsprechenden Areal an der kontralateralen Extremität und über dem nächstliegenden großen arteriellen Gefäß angefertigt.

Die Befunde wurden visuell ausgewertet und in negativ (0), angedeutet (+), mäßig (+ +) und ausgeprägt (+ + +) positiv unterteilt, in der Spätphase wurden minderspeichernde Metastasen („cold lesions") besonders berücksichtigt.

Zusätzlich wurde bei 40 Patienten, die über 86 Skelettabschnitten wegen heftiger Schmerzsymptomatik oder Belastungsinstabilität bestrahlt worden waren, das Befundmuster in der 3-Phasen-Szintigraphie in Beziehung zum röntgenologisch verifizierten Therapieeffekt gesetzt, um einen eventuellen Zusammenhang zwischen Verhalten in der Mehrphasenszintigraphie und Remineralisationsbereitschaft der Knochenmetastasen aufzudecken. Bei 44 Regionen wurde die 3-Phasen-Szintigraphie als Verlaufskontrolle nach Strahlentherapie durchgeführt.

3.2.3 Ergebnisse

Prätherapeutisches Verhalten der Knochenmetastasen
in der 3-Phasen-Szintigraphie

Das prätherapeutische Verhalten der Knochenmetastasen in der 3-Phasen-Szintigraphie ist in den Tabellen 8–10 zusammengefaßt. Von den insgesamt 125 untersuchten Knochenmetastasen wiesen 8 Läsionen (6,4%) in der ossären Phase eine unauffällige Nuklidverteilung auf. Auffallenderweise ließen diese Metastasen auch in der Perfusions- und Blutpoolphase keine Mehrspeicherung erkennen, während bei 2 „cold lesions" (1,6%) in der Phase I und II eine ausgeprägte bzw. mäßige Anreicherung nachweisbar war. 115 Läsionen (92%) zeigten in der Mineralphase eine Mehrspeicherung unterschiedlichen Ausmaßes; dabei war die fokale Nuklidvermehrung der Phase III in 73 Fällen mit einer fehlenden Mehranreicherung in der Phase I und in 19 Fällen in der Phase II vergesellschaftet. Hinsichtlich der Verteilungsmuster beobachteten wir somit folgende 5 Konstellationen:

	Phase	I	II	III	
Typ 1		0	0	0	6,4%

Szintigraphisch stumme Metastasen (n = 8)

	Phase	I	II	III	
Typ 2		0	0	↑	15,2%

Fehlende Mehrspeicherung in der Perfusions- und Blutpoolphase, Mehrspeicherung in der Knochenphase (n = 19)

	Phase	I	II	III	
Typ 3		0	↑	↑	43,2%

Fehlende Mehrspeicherung in der Perfusionsphase, Mehrspeicherung in der Blutpool- und Knochenphase (n = 54; Abb. 5)

	Phase	I	II	III	
Typ 4		↑	↑	↑	33,6%

Mehrspeicherung in allen Phasen (n = 42; Abb. 6)

	Phase	I	II	III	
Typ 5		↑	↑	↓	1,6%

Minderspeicherung in der Knochenphase („cold lesions"), Mehrspeicherung in der Perfusions- und Blutpoolphase (n = 2)

Tabelle 8. Verhalten der Knochenmetastasen in der Perfusions- und Skelettphase (n = 125)

Perfusionsphase	Skelettphase				
	o	+	+ +	+ + +	cl
o	8	24	42	7	–
+	–	2	7	8	–
+ +	–	–	10	7	1
+ + +	–	1	1	6	1

Tabelle 9. Verhalten der Knochenmetastasen in der Blutpool- und Skelettphase (n = 125)

Blutpoolphase	Skelettphase				
	o	+	+ +	+ + +	cl
o	8	11	6	2	—
+	—	16	40	6	—
+ +	—	—	14	9	2
+ + +	—	—	—	11	—

Tabelle 10. Verhalten der Knochenmetastasen in der Perfusions- und Blutpoolphase (n = 125)

Perfusionsphase	Blutpoolphase			
	o	+	+ +	+ + +
o	27	48	6	—
+	—	10	6	1
+ +	—	4	11	3
+ + +	—	—	2	7

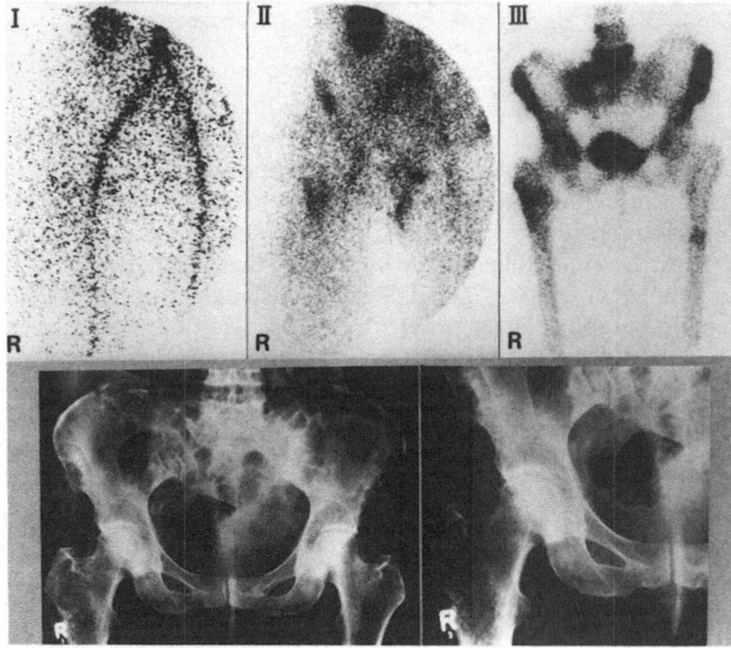

Abb. 5. Osteolytische Metastasen im Trochantermassiv und Os ilium rechts. Fehlende Aktivitätsanreicherung in der Perfusionsphase (l). Typ 3

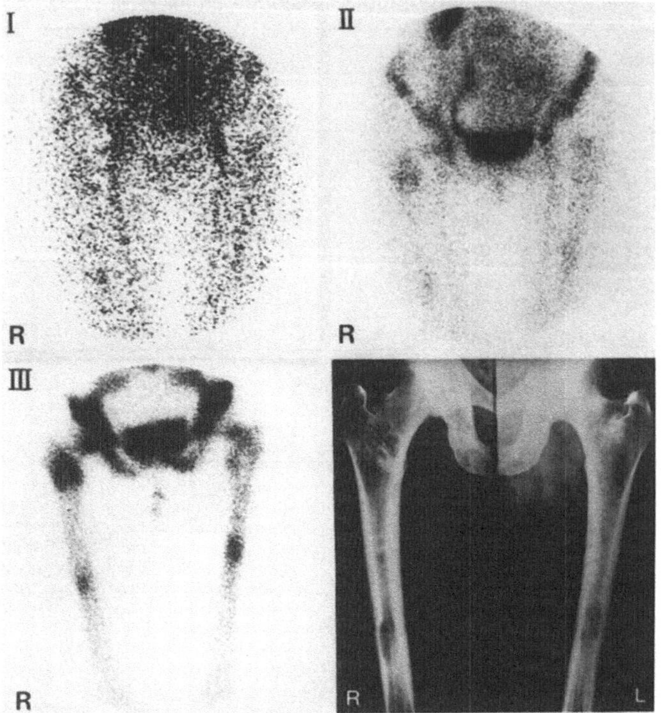

Abb. 6. Osteolytische Metastasen in beiden Femora mit Nuklidanreicherung in allen Phasen. Typ 4

Auffallend war, daß eine Mehranreicherung in der angiographischen Phase stets mit einer Aktivitätsvermehrung in der Blutpoolphase einherging, wobei der Anreicherungsgrad beider Phasen in der Mehrzahl der Fälle eng korrelierte. Massive Nuklidanreicherungen in der Knochenphase waren in gleicher Weise mit fehlenden, diskreten, mäßigen und ausgeprägten Anreicherungen in der Phase I und II kombiniert. Lediglich in 2 Fällen war die angiographische Phase, in keinem Fall die Blutpoolphase ausgeprägter als die Mineralphase. Häufiger war der Anreicherungsgrad der ersten beiden Phasen geringer als derjenige der Skelettphase. Am häufigsten waren Knochenmetastasen des Anreicherungsmusters 3 nachzuweisen, die bei mäßiger Speicherung in der Knochenphase eine angedeutete bis mäßige Blutpoolanreicherung erkennen ließen.

Ein Vergleich mit dem Röntgenbefund ergab, daß in 75% der Fälle (n = 94) osteolytische Destruktionen, in 24% (n = 30) gemischtförmige Metastasen unterschiedlicher Größe (1–10 cm) vorlagen. Lediglich bei einer Läsion handelte es sich um eine rein osteoplastische Metastasierung, die bei intensiver Nuklidvermehrung in der Mineralphase eine unauffällige Perfusions- und Blutpoolphase aufwies. In allen 3 Phasen massiv anreichernde Knochenmetastasen (n = 6) stellten sich röntgenologisch mit einer Ausnahme als ausgedehnte Destruktionen von 4–12 cm Größe dar. Andererseits fanden sich bei den Anreicherungstypen 1, 2 und 3 ebenfalls große Destruktionen, wenngleich sie in geringerer Häufigkeit als 1–3 cm große Metastasen anzutreffen waren.

Bei 32 Patienten wurden 2–8 verschiedene Knochenmetastasen, insgesamt 106 Läsionen, mit der 3-Phasen-Szintigraphie untersucht. Es zeigte sich, daß die Mehrzahl der Metastasen in einem Individuum das gleiche Anreicherungsmuster aufwiesen, wenngleich die Speicherintensität einander entsprechender Phasen variierte.

Prätherapeutisches Verhalten der Knochenmetastasen in der 3-Phasen-Szintigraphie und röntgenologisch verifizierter Therapieeffekt

Das prätherapeutische Befundmuster der 86 bestrahlten Knochenmetastasen in Beziehung zum röntgenologisch verifizierten Therapieeffekt gibt Tabelle 11 wieder. Unter Berücksichtigung der Tatsache, daß ein unveränderter Befund bestrahlter Metastasen bei Progredienz der übrigen nicht bestrahlten Metastasen als positiver Therapieeffekt anzusehen ist, fand sich bei 82% der Läsionen mit Anreicherungstyp 2, bei 93% mit Typ 3 und bei 97% des Anreicherungsmusters 4 ein Therapieerfolg. Bei alleiniger Berücksichtigung der Remineralisationsrate hingegen ließen Metastasen des Anreicherungstyps 2 in 64%, der Gruppe 3 in 46% und der Gruppe 4 in 62% eine Rekalzifizierung erkennen.

Die Signifikanz des Zusammenhangs zwischen dem prätherapeutischen Anreicherungstyp und dem posttherapeutischen Röntgenbefund konnte mittels χ^2-Test nicht eindeutig belegt werden, wobei jedoch bei der Beurteilung die sehr geringen Stichproben im Falle der posttherapeutisch progredienten Knochenmetastasen zu berücksichtigen sind.

$$\chi^2 = 5{,}09$$
$$\chi^2_{41 0{,}05} = 9{,}49$$
$$FG = 4$$
$$p = 0{,}05$$

Tabelle 11. Prätherapeutisches Verhalten bestrahlter Knochenmetastasen und posttherapeutischer Röntgenbefund (n = 86)

Prätherapeutischer Anreicherungstyp	Posttherapeutischer Röntgenbefund			
	Progression	Idem	+ Rekalzifizierung	+ + Rekalzifizierung
1	1	–	1	1
2	2	2	6	1
3	3	19	9	10
4	1	10	7	11
5	–	–	–	2
	7	31	23	25

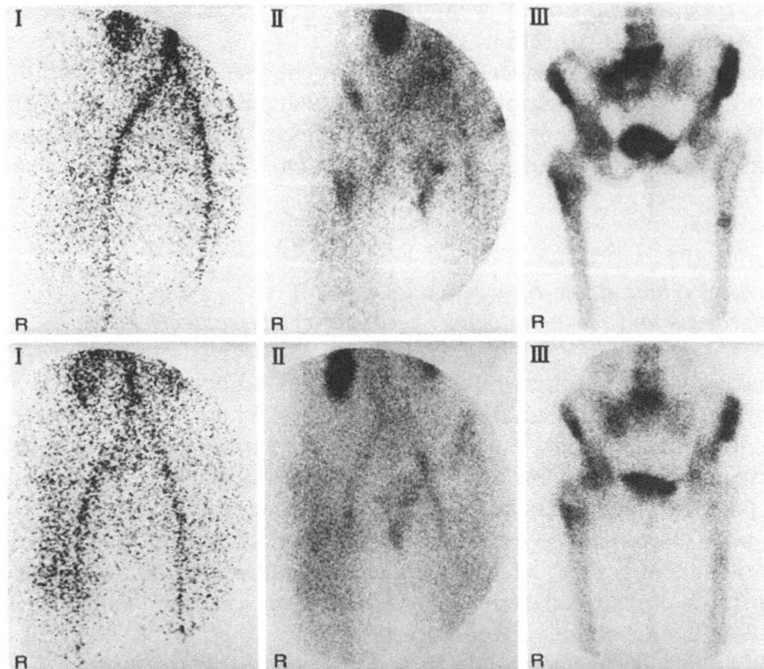

Abb. 7a, b. Osteolytische Metastasen im Os ilium und Trochantermassiv rechts vor (*oben*) und nach (*unten*) Strahlentherapie. **a** Szintigraphisch Rückgang der fokalen Nuklidanreicherungen und Auftreten einer diffusen Weichteileinlagerung in der bestrahlten Region. **b** Röntgenologisch Rekalzifizierung

Posttherapeutisches Verhalten bestrahlter Knochenmetastasen in der 3-Phasen-Szintigraphie

Das szintigraphische Verhalten bestrahlter Knochenmetastasen in der 3-Phasen-Skelettszintigraphie und die Korrelation zum Röntgenbefund zeigen Tabelle 12 und 13. 64% (n = 28) der untersuchten Läsionen (n = 44) änderten 1–6 Monate (durchschnittlich 3 Monate) nach Radiotherapie ihren Anreicherungstyp im 3-Phasen-Szintigramm (Abb. 7a, b; Tabelle 12). Davon ließen 26 Läsionen (93%) zum gleichen Zeitpunkt röntgenologisch eine Rekalzifizierung erkennen (Tabelle 13). Bei den 2 röntgenologisch unveränderten Metastasen handelte es sich um Metastasen des Anreicherungsmusters 4; hierbei zeigte sich in einem Fall posttherapeutisch eine fehlende Mehranreicherung in der Perfusions- und Blutpoolphase bei gleichzeitiger Intensitätszunahme in der ossären Phase, im anderen Fall hingegen war eine fehlende Mehranreicherung in der angiographischen Phase bei gleichzeitiger Intensitätsabnahme in der Blutpool- und Knochenphase nachzuweisen. Die 26 rekalzifizierten Metastasen, bei denen nach Radiotherapie eine Änderung ihres Anreicherungsmusters zu verzeichnen war, änderten ihr Verhalten dahingehend, daß sie in der angiographischen Phase (n = 9) und in der Blutpoolphase (n = 20) nicht mehr speicherten. Eine anfangs szintigraphisch

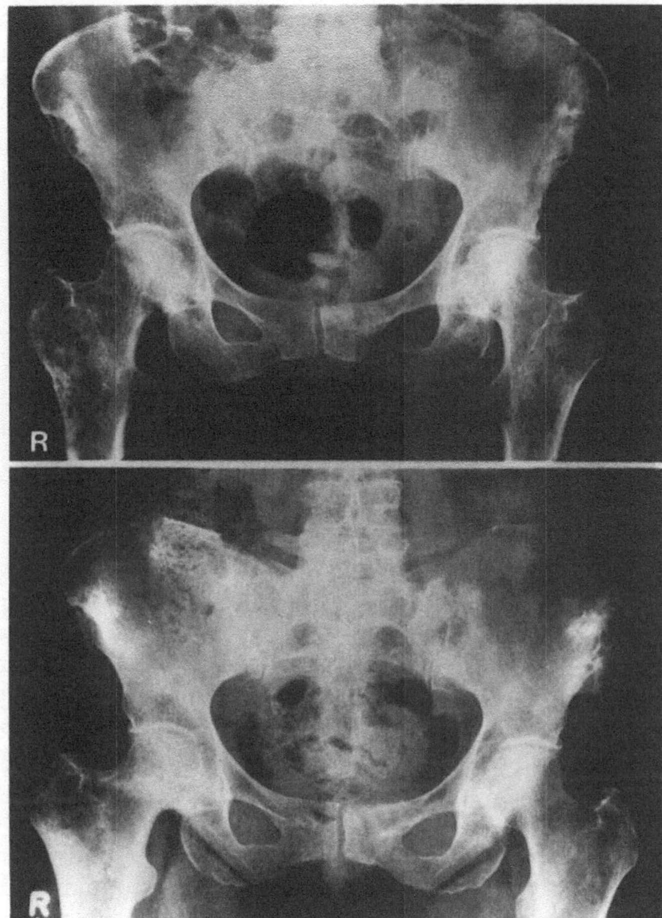

Tabelle 12. Verhalten der Knochenmetastasen in der 3-Phasenskelettszintigraphie vor und nach Radiotherapie (n=44)

Posttherapeutischer Anreicherungstyp	Prätherapeutischer Anreicherungstyp				
	1	2	3	4	5
1	—	—	—	—	—
2	1	8	16	4	1
3	—	—	3	5	1
4	—	—	—	5	—
5	—	—	—	—	—
	1	8	19	14	2

Tabelle 13. Posttherapeutischer Röntgenbefund in Korrelation zum prä- und posttherapeutischen szintigraphischen Verhalten der Knochenmetastasen (n = 44)

Anreicherungstyp (prä/post rad.)	Röntgenbefund post rad.		
	Idem	+ Rekalzifizierung	+ + Rekalzifizierung
1/2	—	—	1
2/2	2	5	1
3/2	—	8	1
3/3	1	—	2
4/2	1	1	2
4/3	1	1	3
4/4	4	—	1
5/2	—	—	1
5/3	—	—	1
	9	15	20

stumme Metastase hingegen zeigte bei röntgenologischer Rekalzifizierung eine deutliche Nuklidspeicherung in der ossären Phase.

Die 16 Destruktionen, die nach Strahlentherapie denselben Anreicherungstyp aufwiesen, ließen zum gleichen Zeitpunkt röntgenologisch in 7 Fällen (44%) einen unveränderten Befund und in 9 Fällen (56%) eine Rekalzifizierung erkennen. In der Hälfte der Fälle war neben dem gleichen Befundmuster auch eine unveränderte Nuklidverteilung in den einander entsprechenden Phasen vorhanden, während die restlichen 8 Metastasen eine deutliche Intensitätsabnahme in den speichernden Phasen zeigten.

Es konnte in diesem Kollektiv bei einer Irrtumswahrscheinlichkeit von 5% nachgewiesen werden, daß ein signifikanter Zusammenhang zwischen dem posttherapeutischen Verhalten der bestrahlten Knochenmetastasen und der Änderung des Anreicherungstyps nach Radiatio dahingehend besteht, daß eine Änderung des szintigraphischen Verhaltens mit einer Rekalzifizierung im Röntgenbild einhergeht.

$$\chi^2 = 8,39$$
$$\chi^2_{1\,10,05} = 3,84$$
$$FG = 1$$
$$p = 0,05$$

Eine Beziehung zwischen Remineralisation und Speicherabnahme bestand nicht, da 3 der Metastasen mit Intensitätsabnahmen und 5 der Läsionen mit unveränderter Speicherintensität rekalzifizierten.

Bei 9 Patienten fiel, unabhängig vom Anreicherungsmuster der Knochenmetastasen, posttherapeutisch eine großflächige Vermehrung des Radiopharmakons im Weichteilgewebe der bestrahlten Regionen auf (Abb. 7a, b).

3.2.4 Diskussion

Die Skelettszintigraphie ist die sensitivste Methode in der Frühdiagnose von Knochenmetastasen, ihr Nachteil liegt in der fehlenden Spezifität. Mit dem Verhalten einer Läsion in der Durchblutungs- und Blutpoolphase unter Einbeziehung der Knochenphase stehen theoretisch weitere Kriterien zur Verfügung, die die Spezifität der szintigraphischen Diagnostik erhöhen können [74, 83, 110, 155, 156, 161, 169, 188, 220, 222, 225, 226]. Gilday et al. [74] und Majd et al. [156] konstatierten als erste, daß die Mehrphasenszintigraphie bei entzündlichen und ischämischen Knochenprozessen eine erweiterte diagnostische Aussage erlaubt. Nach Park et al. [188] erbringt die 3-Phasen-Szintigraphie einen diagnostischen Gewinn bei diabetischer Osteomyelitis, während Greyson [83] diese Methode hilfreich in der Abklärung rheumatischer Gelenkerkrankungen findet. Maurer et al. [161] sind der Meinung, daß angiographische Phase und Blutpoolphase die Spezifität des Knochenszintigramms bei Verdacht auf Osteomyelitis erhöhen, während Mahlstedt et al. [155] die Befunde der Mehrphasenszintigraphie bei entzündlichen Knochenerkrankungen als nicht diagnosespezifisch betrachten. Siuda et al. [225], Jung et al. [110] und Müller et al. [169] fanden für benigne und maligne Knochenveränderungen relativ typische Befundmuster in der Mehrphasenszintigraphie und bewerten dieses Verfahren mit höherer Spezifität als das statische Skelettszintigramm. So beurteilen Siuda et al. [226] bei einer Fallzahl von 12 Knochenmetastasen eine intensive Nuklidanreicherung in der Perfusions-, Blutpool- und Knochenphase als typisch für große Metastasen, während Jung et al. bei 5 Knochenmetastasen eine vermehrte Speicherung in der Mehrzahl nur in der spätstatischen Phase fanden, bei fehlender oder geringer Aktivitätsanreicherung in den ersten beiden Phasen. Shafer et al. [222] hingegen berichten von 14 Knochenmetastasen mit fehlender oder unterschiedlich ausgeprägter Perfusion, die alle in der Blutpool- und Skelettphase speicherten. Ihrer Meinung nach ermöglicht jedoch die meist gering ausgeprägte fokale Hyperämie metastatischer Läsionen eine Abgrenzung zu Osteomyelitiden.

Die Fallzahlen dieser Studien sind insgesamt zu gering, um zuverlässige Aussagen über die Wertigkeit der 3-Phasen-Skelettszintigraphie in der Metastasendiagnostik zu erlauben. Unsere Ergebnisse zeigen, daß die 3-Phasen-Szintigraphie keine Methode zum Nachweis oder Ausschluß von Knochenmetastasen ist, da das Befundmuster variiert und somit keine exakte Abgrenzung zu entzündlichen, benignen und degenerativen Knochenerkrankungen möglich ist. Zwar war in unserem Krankengut in der Mehrzahl der Fälle (43,2%) bei negativer angiographischer Phase in der Blutpool- und Knochenphase eine Mehrspeicherung nachzuweisen, deren Intensität, ähnlich den Ergebnissen von Shafer et al., angedeutet bis mäßig ausgeprägt war. Das gleiche Befundmuster wurde jedoch von Maurer et al. und Siuda et al. [226] bei Knocheninfarkten, degenerativen Prozessen und benignen Knochentumoren beschrieben. Relativ häufig (33,6%) fanden sich in unserem Kollektiv Metastasen, die eine fokal vermehrte Nuklidanreicherung in der Perfusions-, Extravasal- und Skelettphase zeigten. Dieser Anreicherungstyp ist insbesondere bei intensiver Perfusion, kombiniert mit massiver Hyperämie und ausgeprägter ossärer Phase szintigraphisch nicht von der Osteomyelitis abzugrenzen, da eine massive Speicherung in allen 3 Phasen nach den obengenannten

Studien von Maurer, Mahlstedt, Jung und Gilday auch typisch für eine akute Osteomyelitis und Morbus Paget ist. Eine derart ausgeprägte Mehrspeicherung war in unserem Kollektiv, ähnlich den Ergebnissen von Siuda et al. [225], häufiger bei großen Destruktionen von 4–10 cm Größe anzutreffen.

Die fehlende Aktivitätsanreicherung in der Perfusions- und Blutpoolphase bei 15% und in allen Phasen bei 6% der Läsionen unterstreicht die Heterogenität der Knochenmetastasen und verdeutlicht, daß es im Rahmen der Mehrphasenszinti-graphie keine eindeutigen Kriterien zur Abgrenzung gegenüber anderen Knochenerkrankungen gibt. Auch die Sensitivität der qualitativen statischen Knochenszintigraphie ist durch diese Methode unseren Erfahrungen nach nicht zu steigern, da in unserem Kollektiv szintigraphisch stumme Metastasen auch in der Perfusions- und Blutpoolphase keine vermehrten Nuklidanreicherungen zeigten. Zudem muß vor Durchführung der Mehrphasenszintigraphie die Lokalisation einer Läsion bekannt sein, da die Gammakamera auf die zu untersuchende Region zentriert werden muß.

Eine exakte Diagnose bezüglich der Dignität und Ätiologie einer Läsion ist somit nur möglich, wenn gleichzeitig weitere radiologische und klinische Parameter zur Beurteilung herangezogen werden. Vor geplanter operativer Therapie einer Knochenmetastase kann jedoch die 3-Phasen-Skelettszintigraphie entscheidende Informationen über den Grad der Perfusion und das Ausmaß des Blutvolumens einer Metastase geben.

Die Analyse der prätherapeutischen Befundmuster in Korrelation zum röntgenologisch verifizierten Therapieeffekt zeigt, daß hyperperfundierte Metastasen mit großem Blutvolumen und reaktiver Knochenneubildung (Anreicherungstyp 4) tendenziell positiver auf eine Strahlentherapie ansprechen als minderperfundierte Metastasen mit geringem Blutpool. Wird jedoch lediglich eine röntgenologisch objektivierbare Remineralisation von Destruktionen als positiver Therapieeffekt interpretiert, läßt sich eine signifikante Korrelation zwischen dem Verhalten einer Knochenmetastase in der 3-Phasen-Szintigraphie und dem Effekt der Radiotherapie nicht nachweisen.

Das posttherapeutische Verhalten der bestrahlten Knochenmetastasen unterschied sich in unserem Patientengut deutlich von den prätherapeutischen Befundmustern dahingehend, daß sich in der Mehrzahl der Fälle sowohl Anreicherungstyp als auch Intensität der Nuklidverteilung änderten. Auffallenderweise betraf dies vor allem die Perfusion und den Blutpool, indem die bestrahlten Knochenmetastasen in diesen Phasen größtenteils keine erhöhte Radionuklidaufnahme zeigten. Eine posttherapeutisch fehlende Mehranreicherung des Radionuklids in der ossären Phase hingegen konnte in keinem Fall beobachtet werden.

Die Analyse dieser Ergebnisse in Korrelation zum gleichzeitig röntgenologisch verifizierten Therapieeffekt ergab, daß in der überwiegenden Mehrzahl der Fälle eine Änderung des szintigraphischen Anreicherungsmusters mit einer Rekalzifizierung von Destruktionen im Röntgenbild einherging. Die Radiotherapie scheint somit insbesondere bei positivem Therapieeffekt innerhalb der ersten 6 Monate nach Abschluß der Strahlentherapie zu einer Normalisierung der Knochendurchblutung destruierter Skelettabschnitte zu führen. Die weiterhin bestehenden Mehranreicherungen in der ossären Phase hingegen sind daher möglicherweise als Ausdruck der reparativen Knochenneubildung aufzufassen.

Eine innerhalb der 3 Phasen unveränderte Polyphosphatkinetik hingegen ließ keine Beziehung zum röntgenologisch verifizierten Therapieeffekt erkennen.

3.3 Konventionelle Röntgentechnik und Computertomographie in der Diagnose und Differentialdiagnose von Skelettmetastasen

3.3.1 Problemstellung und Zielsetzung

Eine exakte diagnostische Abklärung von Knochenmetastasen zur raschen und optimalen Patientenversorgung ist eine unbedingte Notwendigkeit. Anhand eigener Erfahrungen und zahlreicher Veröffentlichungen kommt zum Ausdruck, daß der Nachweis und Ausschluß von Knochenmetastasen ein schwieriges Problem sein kann [43, 54, 55, 85, 93, 99, 100, 102, 109, 112, 116, 125, 128, 139, 142, 162, 170, 199, 201, 212, 217, 227, 231, 240]. Eine diagnostische Lücke ergibt sich vor allem aus der Tatsache, daß sowohl die Skelettszintigraphie als auch die konventionelle Röntgenuntersuchung mit falsch-negativen und falsch-positiven Resultaten einhergehen kann. Röntgenologisch bestehen zudem Schwierigkeiten darin, daß „Osteolysen" keineswegs eine Metastasierung bedeuten und herdförmige Sklerosierungen nicht gleichbedeutend sind mit osteoplastischen Metastasen. Nach Literaturangaben [27, 38, 45, 47, 51, 54, 85, 90, 96, 97, 115, 125, 128, 131, 139, 144, 147, 157, 163, 170, 175, 199, 206, 218, 227, 229, 231] kann die Computertomographie bei sekundären malignen Knochentumoren zu diagnostisch und therapeutisch entscheidenden Aussagen führen. Die Publikationen beinhalten oft hochinteressante kasuistische Beiträge, betreffen jedoch ein sehr unterschiedlich großes Patientengut (3–93 Fälle). Für die Beurteilung des diagnostischen Stellenwertes der Computertomographie bei Knochenmetastasen sind Ergebnisse, die an einem umfangreichen Patientenkollektiv gewonnen wurden, unumgänglich. Anhand eigener Resultate sollen Indikation, Möglichkeiten und Grenzen von konventioneller Röntgentechnik und Computertomographie in der Metastasendiagnostik untersucht werden, Befunde, die im Hinblick auf mögliche Fehlinterpretationen von Bedeutung sind, diskutiert werden. Auf diese Weise wird versucht, ein sinnvolles diagnostisches Vorgehen bei Verdacht auf Knochenmetastasen aufzuzeigen, das einerseits effektiv, andererseits auch ökonomisch vertretbar ist.

3.3.2 Patientengut und Methodik

Untersucht wurden 1003 Patienten im Alter von 25–79 Jahren über insgesamt 2467 Skelettabschnitten, bei denen auf Grund lokalisierter Schmerzsymptomatik, neurologischer Ausfallserscheinungen oder eines pathologischen Befundes im Knochenszintigramm Metastasenverdacht bestand. Dabei handelte es sich um 982 Patienten mit bekanntem Primärtumor und um 21 Patienten, die mit der Diagnose von Knochenmetastasen bei unbekanntem Primärtumor überwiesen worden waren (s. Tabelle 16). Bei allen Patienten wurden die fraglichen Regionen durch Röntgenübersichtsaufnahmen in 2 Ebenen abgeklärt, bei 565 Patienten (1245 Skelettabschnitte) wurden zusätzlich konventionelle Tomographien mit mehrdimensionaler Verwischung in einer Ebene, bei 102 Patienten (138 Skelettabschnitte) Schichtuntersuchungen in 2 Ebenen angefertigt. Bei 219 Patienten (227 Skelettabschnitte), bei denen durch die konventionelle Röntgendiagnostik keine absolut sichere Diagnose gestellt werden konnte oder bei denen die Schmerzsymptomatik bzw. die neurologischen Ausfallserscheinungen durch den Röntgenbefund nicht ausreichend erklärt werden konnten, wurden die betroffenen Regionen zum gleichen Zeitpunkt (maximale Zeitdifferenz zwischen den Untersuchungen 5 Tage) zusätzlich computertomographisch untersucht.

Als Untersuchungsgeräte wurden ein mehrdimensionales Schichtgerät (Polytome, Fa. Philips) und ein hochauflösender Ganzkörpercomputertomograph (GE 8800, Fa. General Electric) verwendet.

Das Schichtintervall bei der konventionellen Tomographie betrug 0,5 cm. Die computertomographischen Untersuchungen wurden nach Erstellung eines Topogramms mit einer Schichtdicke und einem Schichtabstand von jeweils 0,5 cm in axialer Ebene durchgeführt. Die Untersuchungszeit pro CT-Schicht betrug 11,4 s, die Röhrenstromstärke 320–400 mAs, die Aufnahmespannung 120 KV. Bei Extremitätenläsionen wurden gleichzeitig beide Arme oder Beine untersucht, damit die gesunde Extremität zum Vergleich herangezogen werden konnte. Außerdem wurden ober- und unterhalb des röntgenologischen Befundes mindestens 2 weitere Schnitte angefertigt, um die intraossäre Tumorausdehnung möglichst exakt zu erfassen. Bei einem Teil der Patienten wurde an den Nativscan eine Untersuchung nach intravenöser Kontrastmittelgabe (50 ml Omnipaque 300, Schering AG) mit der Erstellung von Zeitdichtediagrammen angeschlossen. Bei einigen Patienten mit Wirbelsäulenläsionen wurden zur Veranschaulichung der topographischen Verhältnisse außerdem sagittale Rekonstruktionen durchgeführt.

Die Bildauswertung geschah routinemäßig mit Fenstereinstellungen für Knochen- und für Weichteilstrukturen. Zusätzlich wurden Ausschnittvergrößerungen zur besseren Detailerkennung angefertigt.

Röntgenologische und computertomographische Befunde wurden hinsichtlich ihres Informationsgehaltes über ossäre und Weichteilstrukturen sowie hinsichtlich ihrer Wertigkeit für die definitive Diagnosestellung und für die Therapieplanung miteinander verglichen. Bei allen Patienten wurde die Diagnose entweder histologisch oder, in der überwiegenden Mehrzahl der Fälle, durch klinische oder radiologische Verlaufsbeobachtungen über mindestens 2 Jahre gesichert.

3.3.3 Ergebnisse

Allgemeine Ergebnisse

Tabelle 14 zeigt die Verteilung aller metastasenverdächtigen Bezirke und den Anteil radiologisch verifizierter Knochenmetastasen.

In Tabelle 15 sind die durch die konventionelle Röntgendiagnostik und die Computertomographie gewonnenen Befunde zusammengefaßt. Bei 53% (n = 533) der Patienten und 67,4% (n = 1663) der szintigraphisch oder klinisch auffälligen Skelettabschnitte lagen sekundäre maligne Knochentumoren vor. Dabei handelte es sich in 13 Fällen um direkte Tumorinfiltrationen des Beckenskeletts (Abb. 8) bei Rektumkarzinom (10), Kollumkarzinom (2) und uroepithelialem Karzinom (1), während in der überwiegenden Mehrzahl hämatogen entstandene osteolytische und gemischtförmige Metastasen und lediglich in 8% osteoplastische Knochenmetastasen vorlagen. Nur 96 Patienten (18%) hatten einen solitären Skelettbefall, alle übrigen Läsionen traten im Rahmen einer polytopen Skelettmetastasierung auf. Tabelle 16 gibt die Metastasenhäufigkeit des Gesamtkollektivs in Abhängigkeit vom Primärtumor wieder. Von allen 1663 sekundären Knochentumoren konnten 96% (n = 1598) bereits bei der Erstuntersuchung diagnostiziert werden; bei 3% (n = 54) wurde anhand der Erstuntersuchung lediglich der Verdacht auf eine Metastasierung ausgesprochen, der sich durch Verlaufskontrollen bestätigte. 0,7% (n = 11) der Knochenmetastasen waren primär röntgenologisch und computertomographisch nicht erkennbar, während Verlaufskontrollen eine Metastasierung aufzeigten. Bei 47% (n = 470) des Patientenkollektivs und 32,6% (n = 804) der suspekten Skelettabschnitte lagen benigne Veränderungen vor, die in der weitaus überwiegenden Mehrheit (70%) degenerativen Ursprungs waren. 11,7% der benignen Läsionen waren durch frische Knochenverletzungen oder ältere Frakturen, die szintigraphisch noch eine vermehrte Nuklidanreiche-

Tabelle 14. Lokalisation der metastasenverdächtigen Läsionen und der radiologisch bestätigten Knochenmetastasen

Lokalisation	Anzahl der untersuchten Skelettabschnitte	Anzahl der radiologisch bestätigten Metastasen
Wirbelsäule	1074	698
Halswirbelsäule	223	118
Brustwirbelsäule	449	316
Lendenwirbelsäule	402	264
Becken	316	174
Sakrum	132	92
Rippen	339	238
Untere Extremität, proximal	230	182
Schädel	124	84
Schädelbasis	15	15
Obere Extremität, proximal	98	78
Schultergürtel	75	51
Sternum	29	26
Untere Extremität, distal	20	16
Obere Extremität, distal	15	9
Gesamt	2467	1663

Tabelle 15. Ergebnisse der konventionellen Röntgentechnik und der Computertomographie bei Patienten mit klinischem Verdacht auf Knochenmetastasen

Diagnose	Anzahl der Patienten	Anzahl der betroffenen Skelettregionen
Sekundär maligne Knochentumoren bei Erstuntersuchung	468	1598
Erstuntersuchung suspekt, im Verlauf Metastasen gesichert	54	54
Erstuntersuchung unauffällig, im Verlauf Metastasen gesichert	11	11
Benigne Läsionen	470	804
Degenerativ	258	563
Traumatisch	75	94
Normvariante	52	52
Osteoporose mit Fraktur	24	24
Kompaktainseln	13	20
Knocheninfarkt	10	10
Ossäres Hämangiom	9	9
Osteonekrose	8	11
Zahngranulom	6	6
Entzündliche Knochendestruktion	6	6
Projektionsartefakt	3	3
Osteom	2	2
Kongenitale Anomalie	2	2
Ostitis deformans Paget	1	1
Osteopoikilie	1	1
Gesamt	1003	2467

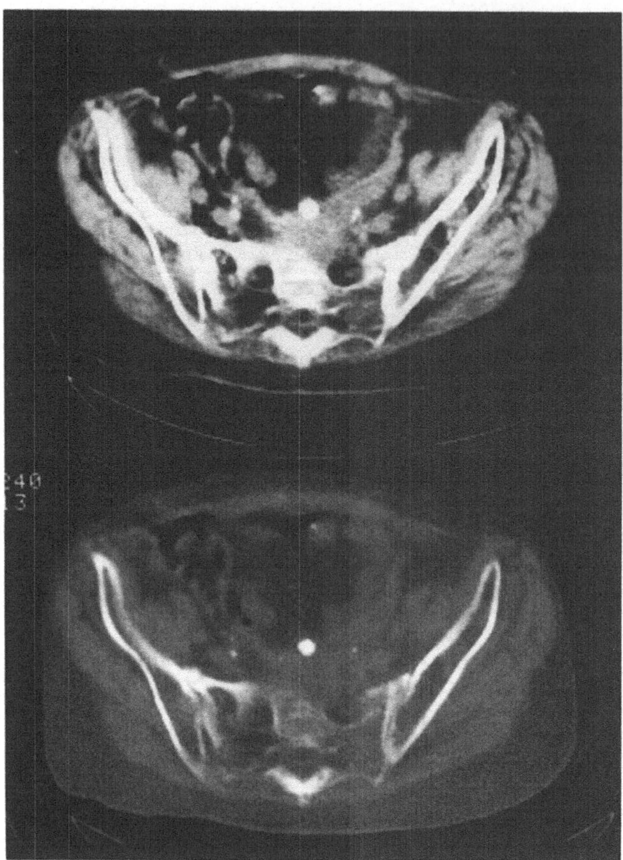

Abb. 8. Rektumkarzinom-rezidiv. Präsakraler Weichteiltumor mit Destruktion und Infiltration des Os sacrum

rung zeigten, bedingt, während 3% auf osteoporotische Kompressionsfrakturen zurückzuführen waren. Bei 6,5% der benignen Läsionen lagen Normvarianten vor wie Kortikalisdefekte, Konversionsdefekte, umschriebene Knochenverdünnungen, Formunterschiede des Processus xiphoideus, Foramina parietalia, Pacchioni-Granulationen und Hyperostosen. 2,5% aller benignen Knochenveränderungen, d. h. 0,8% aller Läsionen, waren durch Kompaktainseln bedingt, während ein echtes Osteom bei 2 Patienten und eine Osteopoikilie in 1 Fall vorlagen. 1,4% der gutartigen Läsionen entsprachen Osteonekrosen. In 1 Fall handelte es sich um eine posttraumatische Femurkopfnekrose, während 10 Läsionen Osteoradionekrosen im Bereich der Rippen, der Skapula, der Klavikula und des Humeruskopfes entsprachen. Sie fanden sich bei 8 Patientinnen, die an einem Mammakarzinom operiert und nachbestrahlt worden waren. Metadiaphysäre Knocheninfarkte mit unterschiedlich ausgeprägten Verkalkungen und Knochenhämangiome waren bei einem prozentualen Anteil von ca. 1%, Zahngranulome und entzündliche Knochenaffektionen bei einem Anteil von 0,7% der benignen Veränderungen gleich häufig vertreten. Dabei sind unter den entzündlichen Knochenveränderungen 2 Fälle mit akuter Arthritis und 4 Fälle mit bakterieller

Tabelle 16. Häufigkeit sekundär maligner Knochentumoren in Abhängigkeit vom Primärtumor (n = 1003)

Primärtumor	Zahl der untersuchten Patienten	Zahl der Patienten mit Knochenmetastasen	
		n	[%]
Mammakarzinom	482	291	62
Schilddrüsenkarzinom	103	36	35
Prostatakarzinom	86	69	80
HNO-Tumoren	68	8	12
Gynäkologische Tumoren	55	11	20
Bronchialkarzinom	52	30	58
Hypernephrom	41	29	71
Malignes Melanom	31	2	6
Rektum/Kolonkarzinom	22	14	64
Unbekannter Primärtumor	21	13	62
Plasmozytom	16	16	100
Gastrointestinale Tumoren	12	4	33
Harnblasenkarzinom	8	4	50
Phäochromoblastom	2	2	100
Hämangiosarkom	1	1	100
Hämangioperizytom	1	1	100
Weichteilsarkom	1	1	100
Malignes Histiozytom	1	1	100
Gesamt	1003	533	53

Spondylitis zusammengefaßt. Lediglich in 1 Fall lagen eine Ostitis deformans (Paget), in 2 Fällen kongenitale Anomalien vor, die klinisch und szintigraphisch auffällig waren. Bei gleichzeitig bestehender klinischer Symptomatik bereiteten primär 3 Projektionsartefakte differentialdiagnostische Schwierigkeiten.

Bei den 21 Patienten, die mit der Diagnose von Knochenmetastasen bei unbekanntem Primärtumor zur Strahlentherapie überwiesen worden waren, bestanden in 11 Fällen polytope, in 2 Fällen solitäre Knochenmetastasen. Bei 8 Patienten hingegen mußte die Einweisungsdiagnose revidiert werden: 4 Patienten mit Destruktionen im Bereich der Wirbelsäule litten an einer bakteriellen Spondylitis, während es sich bei 3 Patienten um eine hochgradige Osteoporose mit Frakturen infolge eines inadäquaten Traumas handelte (Abb. 9). Bei 1 Patienten lag eine kongenitale Wirbelbogenhypoplasie im Bereich der Lendenwirbelsäule vor, die auf Grund der Schmerzsymptomatik, einer fokalen Minderspeicherung im Knochenszintigramm und einer umschriebenen Aufhellung im Röntgenbild als metastatische Destruktion fehlinterpretiert worden war.

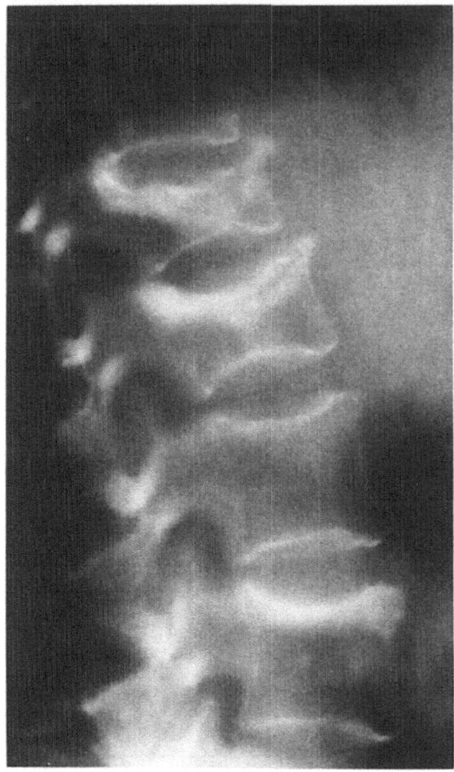

Abb. 9. Osteoporose mit Kompressionsfrakturen nach inadäquatem Trauma

Ergebnisse der konventionellen Röntgendiagnostik

Nativdiagnostik. Mit der konventionellen Radiographie wurde zum Zeitpunkt der Erstuntersuchung in 95% der Fälle (n = 2331) die Dignität der klinisch oder szintigraphisch auffälligen Prozesse exakt erkannt. Die restlichen, hinsichtlich ihrer Ätiologie unklaren Läsionen (n = 136) wurden zur weiteren Abklärung zusätzlich computertomographisch untersucht. Tabelle 17 gibt die Lokalisation und den computertomographischen Befund der röntgenologisch nicht eindeutig diagnostizierbaren Prozesse wieder. In 2% aller untersuchten Fälle (n = 54) bestand röntgenologisch der Verdacht auf Knochenmetastasen, die bei der zum gleichen Zeitpunkt durchgeführten Computertomographie in 30 Fällen eindeutig nachgewiesen werden konnten. In 24 Fällen hingegen erbrachte die Computertomographie keinen Informationsgewinn hinsichtlich der Dignitätsbeurteilung; der anhand der Erstuntersuchung geäußerte Metastasenverdacht konnte erst durch Verlaufskontrollen mit absoluter Sicherheit bestätigt werden. 2% aller untersuchten Skelettabschnitte (n = 57) zeigten primär auf konventionellen Röntgenübersichtsaufnahmen und Tomographien einen unauffälligen oder unspezifischen Befund, während computertomographisch in 27 Fällen eine Metastasierung diagnostiziert und in 30 Fällen ein Metastasenverdacht ausgesprochen wurde. Bei 14 Patienten sprach der Röntgenbefund für einen metastatischen Befall, die Computertomo-

Tabelle 17. Lokalisation und computertomographischer Befund der primär unklaren oder falsch interpretierten Röntgenbefunde (n = 136)

Lokalisation	Rö: Metastasenverdacht CT: Metastasen	Rö: Metastasenverdacht CT: ∅ Metastasen	Rö: Metastasenverdacht CT: Metastasenverdacht	Rö: normal unspezifisch CT: Metastasen	Rö: unauffällig CT: Metastasenverdacht	Rö: o.B. CT: o.B., im Verlauf Metastasen
Halswirbel-säule	–	–	5	1	3	2
Brustwirbel-säule	4	7	2	7	10	4
Lendenwir-belsäule	1	2	4	5	4	2
Sakrum	16	2	2	11	3	–
Becken/ Azetabulum	2	2	2	–	3	2
Rippen	–	–	3	–	–	–
Femur	2	1	3	–	5	1
Humerus	4	–	2	–	2	–
Schultergürtel	–	–	1	–	–	–
Sternum	1	–	–	1	–	–
Schädelbasis	–	–	–	2	–	–
Gesamt	30	14	24	27	30	11

graphie hingegen erbrachte, daß es sich bei den röntgenologischen Herdbefunden um Normvarianten, Projektionsartefakte, ossäre Hämangiome, um eine angeborene Bogenwurzelhypoplasie im Lumbalbereich und um Wirbelkörperfrakturen bei ausgeprägter Osteoporose handelte.

In 11 Fällen ergab sich zum Zeitpunkt der Erstuntersuchung weder röntgenologisch noch computertomographisch ein auffälliger Befund, während Verlaufskontrollen eine Knochenmetastasierung aufzeigten.

Kontrastmitteluntersuchungen/Angiographie. Die Angiographie wurde im Bemühen um eine exakte präoperative Diagnostik bei 1 Patienten mit bekanntem Hypernephrom und solitärer Knochenmetastase im 2. LWK durchgeführt, bei 2 Patienten mit Verdacht auf primär malignen Knochentumor im Sakrum. Diese Läsionen erwiesen sich im präoperativen Staging ebenfalls als Metastasen eines hypernephroiden Karzinoms.

Angiographisch zeigten alle 3 Patienten hypervaskularisierte Knochendestruktionen mit ausgeprägtem Kontrastmittelpooling, arteriovenösen Shunts sowie erweiterten zuführenden Arterien und frühdrainierenden Venen. Im gleichen Untersuchungsgang konnte bei einem Patienten eine weitere hypervaskularisierte Metastase am linken Azetabulum nachgewiesen werden (Abb. 10). Während die solitäre Knochenmetastase am 2. LWK operativ versorgt wurde, erhielten die Patienten mit Sakrumdestruktionen wegen der Befundausdehnung bzw. polytoper Metastasierung eine lokale Strahlentherapie. Bei einer Patientin mit mali-

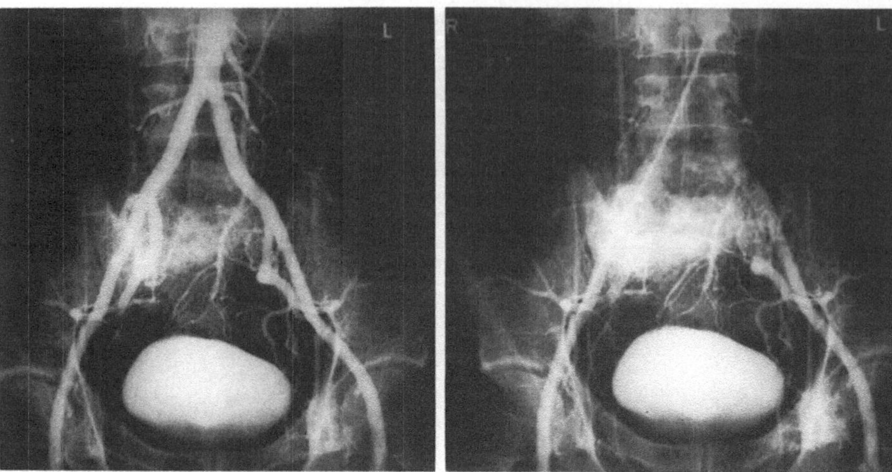

Abb. 10. Hypernephrom. Hypervaskularisierte Metastasen im Sakrum und linken Azetabulum

gnem Hämangioperizytom und ausgedehnter hypervaskularisierter Destruktion im Bereich der rechten Beckenhälfte und des 4. Lumbalwirbels wurde im Anschluß an die Angiographie eine Embolisation der tumorversorgenden Arterien durchgeführt. Infolge angiographisch verifizierter weiterer multipler Beckenmetastasen wurde auf eine operative Intervention verzichtet, die Patientin wurde der Radiotherapie zugeführt.

Ergebnisse der Computertomographie

Die Lokalisation aller computertomographisch untersuchten Skelettabschnitte (n = 227) und der diagnostische Beitrag der Computertomographie sind in Tabelle 18 wiedergegeben. In 71% (n = 162) aller suspekten Läsionen ermöglichte die Computertomographie eine eindeutige Diagnosestellung und eine exakte Bestimmung der Prozeßausdehnung. In 24% der Fälle (n = 54) konnte auch durch die Computertomographie lediglich Metastasenverdacht ausgesprochen werden, der sich anhand von Verlaufskontrollen in einem Zeitraum von 2–4 Monaten bestätigte. Bei 5% der Läsionen (n = 11) handelte es sich um röntgenologisch und computertomographisch negative Knochenmetastasen, die bei fehlender Schmerzsymptomatik initial lediglich szintigraphisch positiv waren und in einem Zeitintervall von 8–18 Monaten auch röntgenologisch einen positiven Befund zeigten. Die Wertigkeit der Computertomographie in Abhängigkeit von Lokalisation und Dignität der untersuchten Prozesse zeigen Tabelle 19 und 20. Bei benignen Läsionen (n = 23) und fehlinterpretierten Röntgenbefunden auf Grund von Projektionsartefakten konnte durch die Computertomographie in allen Fällen eine präzise Artdiagnose gestellt werden. Bei 9 der benignen Läsionen war die intraossäre Prozeßausdehnung computertomographisch exakter abzugrenzen als durch die konventionelle Tomographie. Es handelte sich dabei um 2 regressiv fettig veränderte Läsionen am Sakrum, 2 Hämangiomwirbel, 3 osteoporotische

Tabelle 18. Lokalisation der computertomographisch untersuchten Läsionen und diagnostischer Beitrag der CT

Lokalisation	Anzahl der untersuchten Skelettabschnitte	Artdiagnose	Verdachtsdiagnose	o.B., im Verlauf Metastasen
Wirbelsäule	91	55 (60%)	28	8
Halswirbelsäule	16	6 (38%)	8	2
Brustwirbelsäule	45	29 (64%)	12	4
Lendenwirbelsäule	30	20 (66%)	8	2
Sakrum	72	67 (93%)	5	–
Becken/Azetabulum	11	4 (36%)	5	2
Rippen	3	– –	3	–
Femur	33	24 (73%)	8	1
Humerus	8	4 (50%)	4	–
Skapula	1	– –	1	–
Sternum	4	4 (100%)	–	–
Schädelbasis	4	4 (100%)	–	–
Gesamt	227	162 (71%)	54 (24%)	11 (5%)

Tabelle 19. Wertigkeit der CT in Abhängigkeit von der Lokalisation der suspekten Prozesse (n = 227). *b* benigne, *m* maligne Prozesse

Lokalisation	Artdiagnose			Mehrinformation				Verdachtsdiagnose	o.B., im Verlauf Metastasen
				Intraossäre Ausdehnung		Extraossäre Ausdehnung			
	b		m	b	m	b	m		
Halswirbelsäule	1	6	5	–	1	1	5	8	2
Brustwirbelsäule	10	29	19	5	6	1	12	12	4
Lendenwirbelsäule	9	20	11	2	4	2	5	8	2
Sakrum	2	67	65	2	29	–	27	5	–
Becken/Azetabulum	2	4	2	–	2	–	1	5	2
Rippen	–	–	–	–	–	–	–	3	–
Femur	1	24	23	–	12	–	–	8	1
Humerus	–	4	4	–	4	–	–	4	–
Schädelbasis	–	4	4	–	2	–	–	–	–
Sternum	1	4	3	–	2	–	1	–	–
Skapula		–		–	–	–	–	1	–
Total	26	162 71%	136	9	62 31%	4	51 24%	54 24%	11 5%

Wirbelfrakturen, eine Spondylosis hyperostotica und um eine Wirbelbogenhypoplasie. Paraossäre Weichteiltumoren ließen sich bei den 4 Patienten mit Spondylitis infektiosa ebenfalls computertomographisch präziser nachweisen, indem bei 2 Patienten eine intraspinale Ausdehnung, bei allen 4 Patienten eine ausgedehnte paravertebrale Abszeßbildung nachzuweisen war (Abb. 11).

Tabelle 20. Wertigkeit der CT in Abhängigkeit von der Dignität der suspekten Prozesse (n = 227)

Dignität	Zahl der untersuchten Skelettabschnitte	Artdiagnose		Verdachtsdiagnose	Mehrinformation		
					Intraossäre Ausdehnung	Extraossäre Ausdehnung	o.B., im Verlauf Metastasen
Sekundär maligne Knochentumoren	201	136	(60%)	54	62	51	11
Benigne Läsionen	23	23	(100%)	—	9	4	—
Artefakte	3	3	(100%)	—	—	—	—
Gesamt	227	162	(71%)	54	71 (31%)	55 (24%)	11 (5%)

In 60% (n = 136) der computertomographisch untersuchten malignen Knochenprozesse (n = 201) gelang durch die Computertomographie eine eindeutige Artdiagnose, die in 79 Fällen auch anhand des Röntgenbefundes vorlag, in 57 Fällen jedoch allein durch die Computertomographie gestellt werden konnte. Die intraossäre Ausdehnung der Metastasen war in 62 Fällen computertomographisch exakter zu bestimmen, wobei ausschließlich osteolytische und gemischtförmige Metastasen vorlagen. Es handelte sich bezüglich der Lokalisation vorwiegend um Befunde im Bereich des Os sakrum, der proximalen Extremitäten, der Wirbelsäule, weniger häufig um Läsionen im Bereich der Schädelbasis, des Sternum und des Schultergürtels, was mit dem allgemein selteneren Befall dieser Skelettabschnitte zusammenhängt. Bezogen auf die betroffenen Wirbel zeigte sich eine eindeutige oder exaktere Abgrenzung der ossären Destruktionen durch die CT vorwiegend am zervikodorsalen Übergang (C 7 bis Th 5) und am dorsolumbalen Übergang (Th 10 bis L 1). Hinsichtlich der Wirbelkörperanteile waren vor allem dorsaler Wirbelkörperbereich, Wirbelbogen und Dornfortsatz betroffen. Am Os sacrum waren die computertomographisch besser abgrenzbaren Destruktionen vorwiegend an der Massa lateralis, im kranialen Korpus und an der Facies auricularis des Darmbeines lokalisiert, wobei 32,3% (21/65) der malignen Prozesse die Sakroiliakalgelenke überschritten. Vor allem direkte Tumorinfiltrationen der Facies pelvina durch Tumoren im kleinen Becken ließen sich durch die CT exakter diagnostizieren.

Im Bereich der Extremitäten war die tatsächliche intraossäre Tumorausdehnung durch neoplastische Infiltration des Fettmarkes, die in der Hälfte der Fälle den röntgenologisch sichtbaren Defekt um ca. 1–2 cm überschritt, eindeutig an der im Vergleich zur gesunden Seite gesteigerten Dichte zu erkennen (Abb. 12). Während die Schwächungswerte bei osteolytischen Metastasen mit neoplastischer Infiltration des Markraumes zwischen 11 und 119 HE lagen, zeigte sich bei gemischtförmigen Metastasen mit intertrabekulärer Knochenneubildung ein

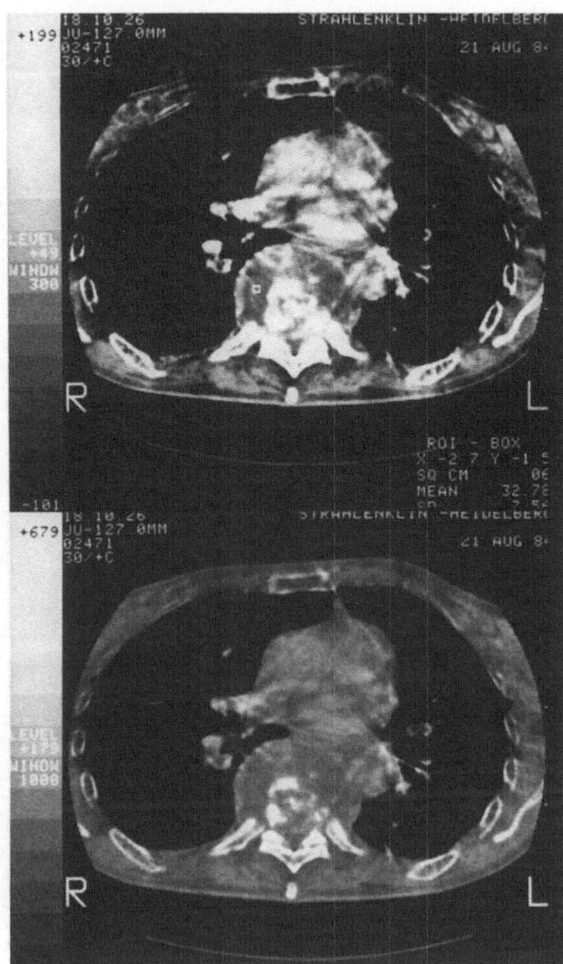

Abb. 11. Spondylitis infectiosa mit paravertebraler Abszeßbildung und intraspinaler Ausdehnung

Dichteanstieg bis zu 386 HE. Gesunde Diaphysenabschnitte hingegen ließen stets negative Dichtewerte (−26 bis −108 HE) erkennen. Die Dichtedifferenz zwischen gesundem und metastatisch befallenem Markraum betrug durchschnittlich 118 ± 36 HE.

Bezüglich der Lokalisation ließen sich ossäre Destruktionen der Schädelbasis in ihrer Ausdehnung computertomographisch exakter nachweisen im Bereich der Orbitaspitze mit Beteiligung des Canalis opticus und im Bereich des Clivus.

Am Sternum lagen die computertomographisch exakter erfaßten Metastasen im Manubrium und im kaudalen Anteil des Corpus sterni.

Extraossäre Tumorausdehnungen ließen sich in 37,5% (51/136) der computertomographisch diagnostizierten malignen Läsionen nachweisen; sie lagen im Bereich der Wirbelsäule, des Sakrums, des Acetabulums und des Manubrium sterni. Dabei fand sich eine Ausdehnung der Wirbelsäulenmetastasen nach intraspinal in 60% (21/35) und nach paravertebral in 48% (17/35). Alle Patienten, die eine

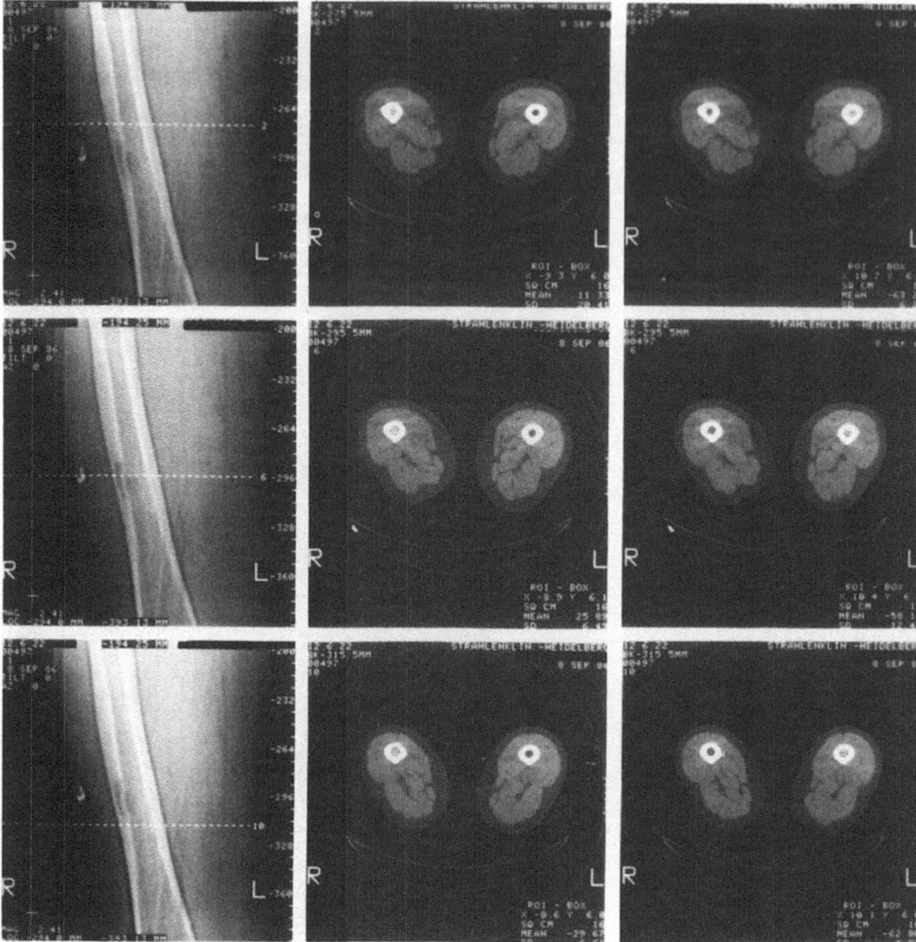

Abb. 12. Osteolytische Metastase bei Mammakarzinom im rechten Femur. Die neoplastische Infiltration des Markraumes überschreitet den röntgenologisch sichtbaren Defekt

Ausdehnung der tumorösen Knochenläsionen nach intraspinal aufwiesen, zeigten zum Zeitpunkt der Untersuchung eine neurologische Symptomatik. Eine Radikulopathie erklärte sich bei 6 Patienten durch Ausdehnung der Tumormassen in die Foramina intervertebralia. Bei den malignen Prozessen im Bereich des Sakrums fand sich ein parossaler Tumoranteil in 41,5% (27/65), wobei in ca. der Hälfte dieser Fälle (n = 13) sekundär in das Beckenskelett infiltrierende Tumoren vorlagen. Von neurologischer Symptomatik begleitete weichteildichte Tumorobliterationen des Canalis sacralis oder der Foramina sacralia konnten in 38,4% (25/65) nachgewiesen werden.

Vergleich von konventioneller Röntgendiagnostik und Computertomographie

Von allen 2467 szintigraphisch oder klinisch auffälligen Skelettabschnitten konnte zum Zeitpunkt der Erstuntersuchung durch die konventionelle Radiographie in 2331 Fällen (95%) eine richtige Artdiagnose gestellt werden. Erwähnenswert ist, daß 50% aller abklärungsbedürftigen Skelettabschnitte (1245/2467) zusätzlich zu den Röntgenübersichtsaufnahmen in 2 Ebenen mittels konventioneller Tomographie in 1 Ebene und 6% mittels Schichtaufnahmen in 2 Ebenen untersucht wurden. Der gezielte Einsatz der Computertomographie bei röntgenologisch unklaren Befunden und bei Patienten, deren Röntgenbefund die klinische und neurologische Symptomatik nicht erklärte, ermöglichte in weiteren 71 Fällen, d. h. in 52% der röntgenologisch unklaren Befunde, eine exakte Diagnosestellung (Tabelle 17 und 21). Den diagnostischen Beitrag von konventioneller Röntgentechnik und CT zur Abklärung klinisch oder szintigraphisch auffälliger Skelettregionen gibt Tabelle 22 wieder. Berücksichtigt man bei der Auswertung jedoch nicht nur die Dignitätsbeurteilung eines Befundes, sondern auch dessen intra- und extraossäre Ausdehnung (Tabelle 21), so ergibt sich für die Bewertung des diagnostischen Beitrags der CT ein entscheidender Informationsgewinn in weiteren 71 Fällen. Ein geringer Informationsgewinn durch die CT konnte in 30 Fällen erzielt werden, indem bei unauffälligem Röntgenbefund computertomographisch Metastasenverdacht bestand. Hierdurch wurde das weitere diagnostische Vorgehen

Tabelle 21. Bewertung des diagnostischen Beitrags der Computertomographie in der Abklärung röntgenologisch suspekter Skelettabschnitte

Krankheitsgruppe	Anzahl der untersuchten Skelettabschnitte	Bewertung[a]			
		I	II	III	IV
Sekundär maligne Knochentumoren	201	57	67	30	47
Benigne Läsionen	23	11	4	–	8
Wirbelhämangiom	9	2	–		7
Spondylitis	4	–	4		–
Normvariante	3	2	–		1
Osteoporose mit Fraktur	5	5	–		–
Spondylosis	1	1	–		–
Kongenitale Anomalie	1	1	–		–
Projektionsartefakte	3	3	–	–	–
Gesamt	227	71 (31%)	71 (31%)	30 (13%)	55 (24%)

[a] Kriterien für die Bewertung des diagnostischen Beitrags:
  I   Fälle, in denen lediglich durch die CT die sichere Diagnosestellung erfolgte.
  II Fälle, in denen durch die CT bei sicherer Röntgendiagnose wesentliche Zusatzinformationen (intra- und extraossäre Prozeßausdehnung) gewonnen wurden.
  III Fälle, in denen die CT einen geringen Informationsgewinn erbrachte, der das weitere diagnostische Vorgeben beeinflußte.
  IV Fälle, in denen durch die CT kein Informationsgewinn erzielt wurde.

Tabelle 22. Diagnostischer Beitrag von konventioneller Röntgentechnik und Computertomographie zur Abklärung klinisch oder szintigraphisch auffälliger Skelettabschnitte

Lokalisation	Anzahl der untersuchten Skelettabschnitte	Anzahl röntgenologisch diagnostizierter Befunde	Anzahl computertomographisch diagnostizierter Befunde	Röntgenologisch unklare Befunde (n = 136)	
				Anzahl Rö. + CT suspekter Befunde	Anzahl Rö. + CT primär unauffälliger Befunde
Wirbelsäule	1074	1011	27	28	8
Halswirbelsäule	223	212	1	8	2
Brustwirbelsäule	449	415	18	12	4
Lendenwirbelsäule	402	384	8	8	2
Becken	316	305	4	5	2
Sakrum	132	98	29	5	—
Rippen	339	336	—	3	—
Untere Extremität, proximal	230	218	3	8	1
Schädel	124	124	—	—	—
Schädelbasis	15	13	2	—	—
Obere Extremität, proximal	98	90	4	4	—
Schultergürtel	75	74	—	1	—
Sternum	29	27	2	—	—
Untere Extremität, distal	20	20	—	—	—
Obere Extremität, distal	15	15	—	—	—
Gesamt	2467	2331 (95%)	71 (52%) 97,4%	54 (40%)	11 (8%)

dahingehend beeinflußt, daß die Patienten kürzeren radiologischen Verlaufskontrollen unterzogen wurden, so daß bei frühzeitig gesicherten Knochenmetastasen eine spezifische Therapie eingeleitet bzw. geändert werden konnte.

Lediglich in 24% bezogen auf die computertomographisch untersuchten Prozesse und in 2% bezogen auf alle suspekten Läsionen erbrachte die Computertomographie keine Mehrinformation, indem bei 12 malignen und 8 benignen Läsionen röntgenologisch und computertomographisch Artdiagnose und Prozeßausdehnung exakt übereinstimmten. Bei 11 szintigraphisch positiven Metastasen hingegen fielen Röntgenbefund und CT-Befund primär negativ aus, während Verlaufskontrollen die Metastasierung aufzeigten. In keinem Fall wurde durch die Computertomographie ein falsch-positiver Befund erhoben, während der prozentuale Anteil falsch-positiver Röntgenbefunde (n = 14) bezogen auf alle suspekten Läsionen 0,6% und bezogen auf die zusätzlich computertomographisch untersuchten Prozesse 6% betrug. Besonders leicht konnten computertomographisch Normvarianten und röntgenologische Projektionsartefakte aufgedeckt und auf Grund von Dichtemessungen benigne zystische und fetthaltige Prozesse

Abb. 13. a Kompressionsfraktur
LWK 4. Röntgenologisch kein
eindeutiger Metastasennachweis.
b Computertomographischer
Nachweis einer Metastasierung
mit intraossärem Weichteiltumor
und Hinterkantendestruktion

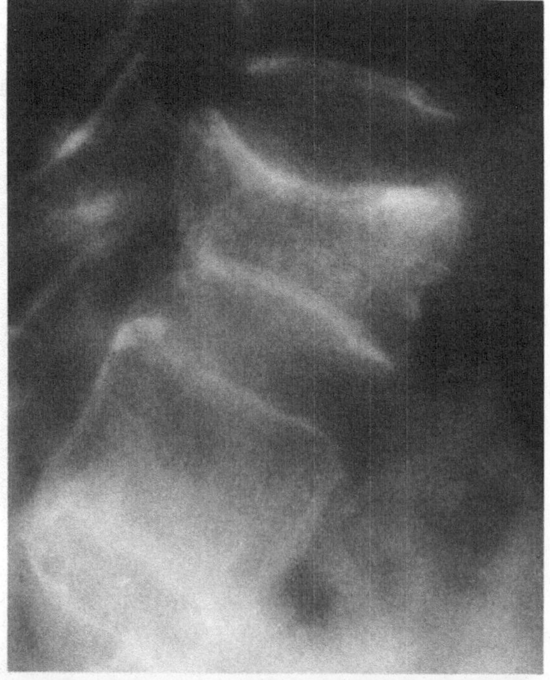

von Metastasen abgegrenzt werden. Der sichere Metastasennachweis durch die
Computertomographie bei röntgenologischem Metastasenverdacht oder röntgenologisch unauffälligem Befund war, abgesehen von Osteolysen mit Kortikalis-
unterbrechung, häufig geleitet von der homogenen Weichteilstruktur intraossärer
Tumoranteile. Die gemessenen mittleren Schwächungswerte in den Weichteiltumoren lagen bei 56 HE mit einer Streubreite von ± 15 HE (Abb. 13a, b).

Tabelle 23. Indikation der CT in der Abklärung szintigraphisch oder klinisch suspekter Läsionen

Lokalisation	Anzahl röntgenologisch untersuchter Skelett-abschnitte	Anzahl röntgenologisch und computertomographisch unter-suchter Skelettabschnitte
Wirbelsäule	1074	91 (8,4%)
Halswirbelsäule	223	16 (7,1%)
Brustwirbelsäule	449	45 (10%)
Lendenwirbelsäule	402	30 (7,4%)
Sakrum	132	72 (54,4%)
Becken	316	11 (8,3%)
Rippen	339	3 (0,9%)
Femur	230	33 (14,3%)
Humerus	98	8 (8,1%)
Schultergürtel	75	1 (1,3%)
Sternum	29	4 (13,7%)
Schädelbasis	15	4 (26,6%)
Schädelkalotte	124	–
Untere Extremität	20	–
Obere Extremität	12	–
Gesamt	2467	227

In Tabelle 17, 18, 19, 22 und 23 ist zu ersehen, daß durch die konventionelle Radiographie einschließlich Schichtuntersuchung Destruktionen im Bereich des Sakrums und der Facies auricularis des Darmbeines wesentlich schlechter diagnostiziert und in ihrer Ausdehnung abgegrenzt wurden als im übrigen Skelettsystem.

Von allen 92 im Sakrumbereich lokalisierten Destruktionen wurde röntgenologisch bei eindeutig positivem CT-Befund 11mal keine Läsion erkannt, 16mal lediglich Tumorverdacht ausgesprochen. Dies entspricht einer falsch-negativen Rate der konventionellen Röntgendiagnostik von 29% (Abb. 14a, b).

Die im Vergleich dazu relativ seltene Indikation zur Computertomographie von 0,9% bis 26,6% im Bereich der restlichen Skelettabschnitte (Tabelle 23) zeigt, daß die konventionelle Röntgendiagnostik unter Einschluß der Tomographie in der weitaus überwiegenden Mehrheit die entscheidende Aussagekraft besaß. Insbesondere im Bereich der Extremitäten konnte durch konventionelle Röntgen-übersichtsaufnahmen in 2 Ebenen eine korrekte Artdiagnose in 94% der Fälle (n = 343) gestellt werden, durch den zusätzlichen Einsatz der Computertomographie bei röntgenologisch unklaren Befunden in weiteren 7 Fällen (Tabelle 14 und 17). Andererseits konnte in der Hälfte der computertomographisch untersuchten, bekannten Extremitätenmetastasen die intraossäre Tumorausdehnung durch die CT exakter bestimmt werden (Tabelle 19).

Im Bereich der Wirbelsäule wurden metastasenverdächtige Regionen grundsätzlich durch die konventionelle Tomographie in seitlichem Strahlengang abgeklärt, die in 84% eine exakte Diagnose ermöglichte. Bei 10% der Wirbelsäulenläsionen waren zur korrekten Diagnosefindung konventionelle Schichtuntersuchungen in 2 Ebenen erforderlich. Hierbei zeigte sich, daß kleinere knöcherne Destruktionen (0,5 cm) der lateralen Wirbelkörperanteile, der Processus articula-

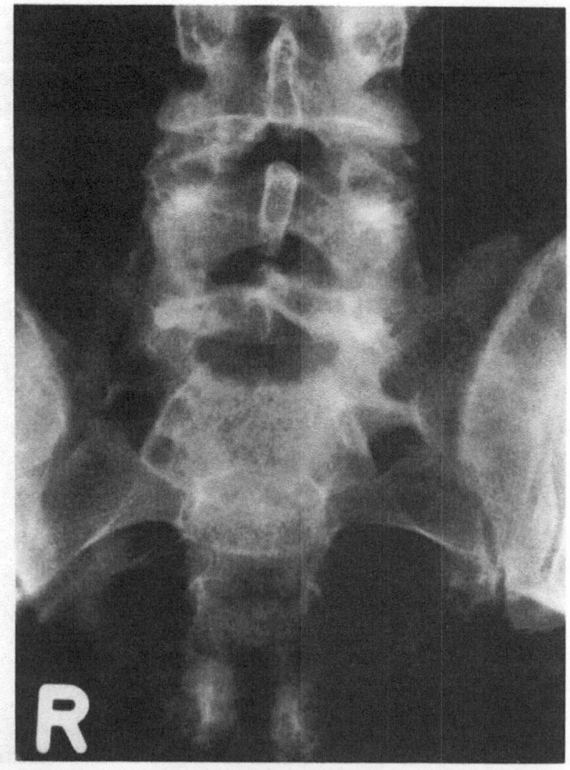

Abb. 14. a Suspekte Strukturinhomogenität im kranialen Sakrum rechts bei Hypernephrom. **b** Computertomographisch eindeutiger Metastasennachweis in der rechten Massa lateralis des Os sacrum

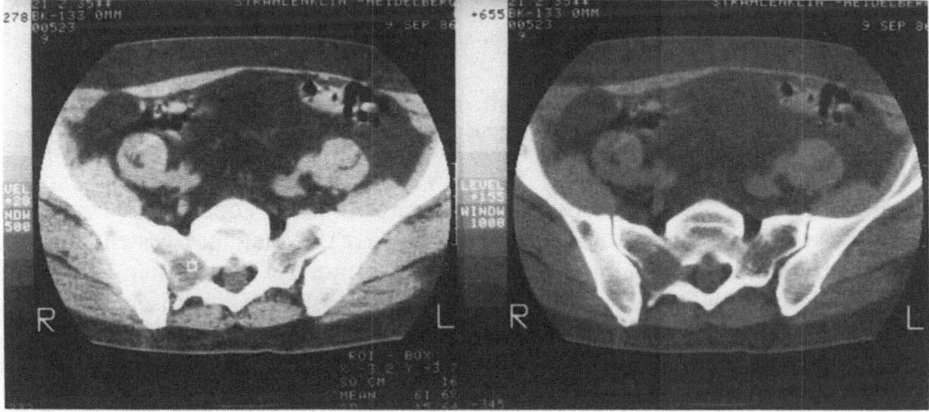

res und der Processus transversi nur in a.p.-Tomogrammen erfaßt werden konnten. Bei röntgenologisch unklaren Befunden vor allem am zervikodorsalen und dorsolumbalen Übergang konnte durch den gezielten Einsatz der Computertomographie in weiteren 2,5% (n = 27) eine sichere Artdiagnose gestellt werden (Tabelle 17). Andererseits konnten mittels Computertomographie die Wirbeldestruktionen in 31% der untersuchten Fälle (n = 11) exakter abgegrenzt und in 63% (n = 22) entscheidende Zusatzinformationen hinsichtlich einer Tumoraus-

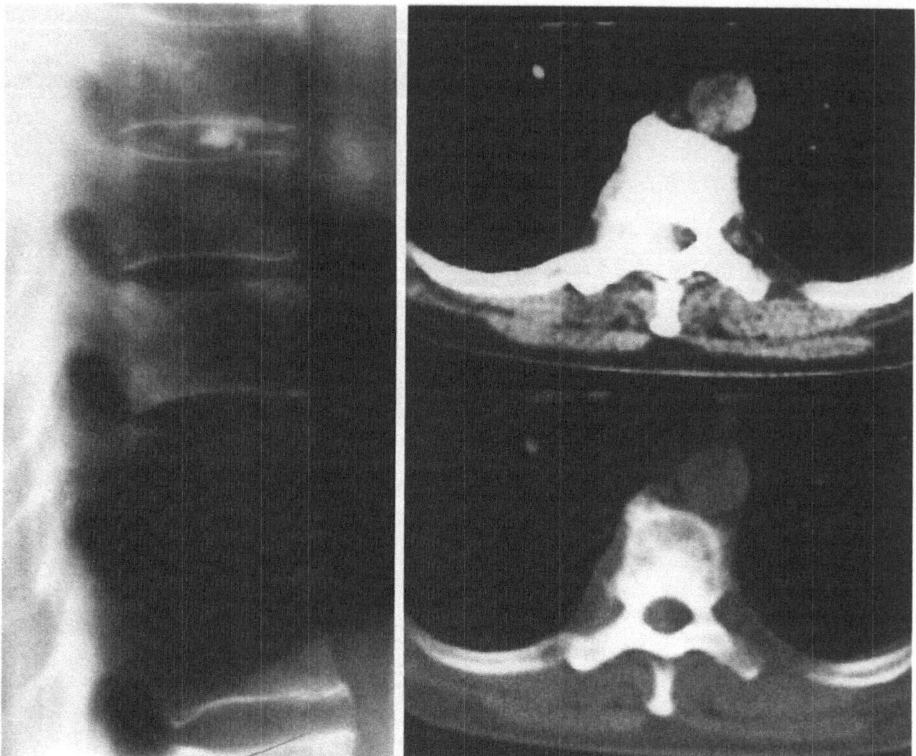

Abb. 15 a, b. Ossär metastasierendes Karzinoid. **a** Röntgenologisch vorwiegend osteoplastische Metastasierung im 9. BWK. **b** Computertomographischer Nachweis intraspinaler Tumoranteile

dehnung in den Spinalkanal (Abb. 15a, b) und den Paravertebralraum gewonnen werden (Tabelle 19).

Im Bereich der Schädelbasis besaß die konventionelle Tomographie eine Sensitivität von 87%, so daß in 13 Fällen die korrekte Diagnose gestellt und die Tumorausdehnung exakt lokalisiert werden konnte. Bei 2 Patienten (13%) mit neurologischen Ausfallserscheinungen war der Nachweis metastatischer Destruktionen nur durch die Computertomographie möglich, bei weiteren 2 Patienten gab die CT die Ausdehnung des knochendestruierenden Prozesses exakter wieder (Tabelle 19). Hinsichtlich der Lokalisation war die konventionelle Röntgendiagnostik der Computertomographie bei umschriebenen Läsionen im Bereich der Orbitaspitze und am Clivus unterlegen.

Am Sternum wurde durch die konventionelle Tomographie in 93% (n = 27) die korrekte Artdiagnose gestellt; bei 2 Patienten mit Destruktionen am Manubrium und kaudalen Anteil des Corpus sterni war dies nur durch die Computertomographie möglich. Zusätzlich konnte computertomographisch in einem Fall eine mediastinale Tumorinfiltration nachgewiesen werden (Tabelle 19). Die Sensitivität der konventionellen Röntgendiagnostik im Bereich des Sternums lag somit bei 92%.

Im Bereich der ventralen Beckenabschnitte ermöglichte die konventionelle Röntgendiagnostik in 97% (n = 305) eine korrekte Befunderhebung, während in 4 Fällen mit suspekten Läsionen in Hüftgelenksnähe nur durch die Computertomographie eine Metastasierung nachgewiesen bzw. ausgeschlossen werden konnte.

Klinisch oder szintigraphisch suspekte Läsionen im Bereich der Rippen und des Schultergürtels konnten röntgenologisch in 99% exakt diagnostiziert werden. An beiden Skelettabschnitten erbrachte die Computertomographie bei röntgenologischem Metastasenverdacht (4 Fälle) keine Zusatzinformationen, die eine Metastasierung nachgewiesen bzw. ausgeschlossen hätten (Tabelle 17).

Röntgenologisch und computertomographisch suspekte
und falsch-negative Befunde

Tabelle 24 zeigt die Lokalisation klinisch oder szintigraphisch suspekter Prozesse, die weder röntgenologisch noch computertomographisch zum Zeitpunkt der Erstuntersuchung definitiv als Metastasierung diagnostiziert wurden, während Verlaufskontrollen Knochenmetastasen aufzeigten (Tabelle 17). Bei 0,9% (n = 24) aller untersuchten Skelettabschnitte bestand röntgenologisch und computertomographisch Metastasenverdacht, während bei 1,2% (n = 30) lediglich computertomographisch ein metastasenverdächtiger Befund erhoben wurde. Die Verdachtsdiagnose basierte röntgenologisch auf diskreten Strukturinhomogenitäten bei erhaltener Kontur der suspekten Knochen, computertomographisch auf kleinsten Verdichtungszonen oder herdförmigen Spongiosararefizierungen, die jedoch keine pathologischen intra- oder extraossären Weichteilstrukturen erkennen ließen. Metastasenverdächtige Skelettabschnitte zeigten in einem Intervall von 2–4 Monaten einen eindeutig positiven Röntgenbefund, während initial röntgenologisch oder computertomographisch nicht verifizierbare Metastasen (n = 11) in einem Zeitraum von 8–18 Monaten röntgenologisch nachweisbar

Tabelle 24. Lokalisation röntgenologisch und computertomographisch suspekter und falsch negativer Befunde

	Suspekte Befunde	Falsch-negative Befunde
Halswirbelsäule	8	2
Brustwirbelsäule	12	4
Lendenwirbelsäule	8	2
Sakrum	5	–
Becken/Azetabulum	5	2
Rippen	3	–
Femur	8	1
Humerus	4	–
Schultergürtel	1	–
Gesamt	54	11

wurden. Es handelte sich hierbei ausnahmslos um Patienten in frühem Tumorstadium mit solitärer oder gering ausgeprägter Skelettmetastasierung ohne weitere Organmanifestation.

Die Statik gefährdende Knochendestruktionen

22% (n = 365) der diagnostizierten Knochenmetastasen wiesen eine Belastungsinstabilität auf. Die Lokalisationshäufigkeit der belastungsinstabilen Destruktionen gibt Tabelle 25 wieder.

Am häufigsten fanden sich die Statik gefährdende Metastasen im Bereich der Wirbelsäule mit Osteolysen im dorsalen Wirbelkörperanteil, übergreifend auf die Wirbelkörperhinterkante und die Bogenwurzeln (Abb. 16).

In 24% war bei weitgehender Zerstörung der Spongiosa und noch erhaltener Rahmenstruktur hinsichtlich der Belastbarkeit die Gefahr einer plötzlichen Wirbelkompression mit Lähmungssymptomatik gegeben. Bei 45% der Fälle konnte eine instabile Wirbelkörperverformung und bei 8% eine Destruktion der Wirbelkörpervorderkante nachgewiesen werden. Die Beurteilung der Belastungsfähigkeit von Wirbelsäulendestruktionen gelang in 96% durch konventionelle Summationsaufnahmen und seitliche Schichtaufnahmen. Lediglich in 4% war der Einsatz der CT zur Beurteilung der Belastbarkeit erforderlich. Hierbei handelte es sich um röntgenologisch unklare Verhältnisse an den Wirbelbögen des zervikodorsalen Überganges und um Patienten, bei denen Aufnahmen in Seitenlage nicht möglich waren.

Im Bereich der Extremitäten (16%) und des Beckens (7%) konnte eine mangelhafte Belastbarkeit der Destruktionen in allen Fällen allein durch die konventionelle Röntgendiagnostik erfaßt werden.

Differentialdiagnose von Knochenmetastasen

Bei 67% (n = 1663) der szintigraphisch oder klinisch suspekten Skelettabschnitte lagen Knochenmetastasen, in 33% (n = 804) der Fälle benigne Läsionen vor (Tabelle 15 und 21). Durch die konventionelle Röntgendiagnostik konnte in 98% (n = 790) der gutartigen Veränderungen die richtige Artdiagnose gestellt werden,

Tabelle 25. Lokalisation belastungsinstabiler Skelettdestruktionen (n = 365)

Lokalisation	Anzahl der erfaßten Knochenmetastasen	Anzahl der belastungsinstabilen Destruktionen	[%]
Wirbelsäule	698	281	40
Halswirbelsäule	118	52	
Brustwirbelsäule	316	132	
Lendenwirbelsäule	264	97	
Extremitäten	285	58	20
Becken	266	26	10

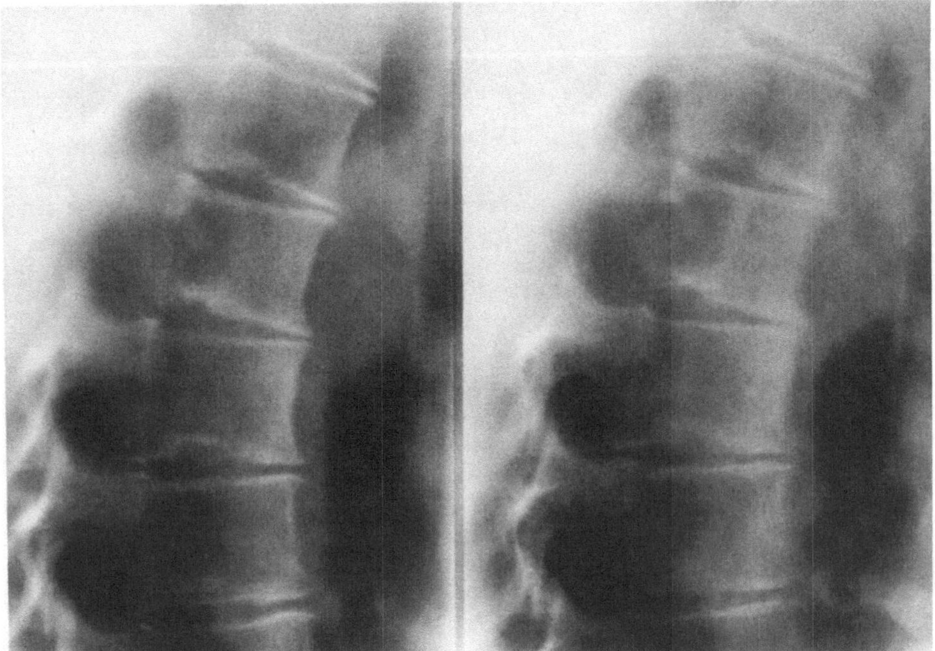

Abb. 16. Osteolytische Metastase in BWK 5 bei Mammakarzinom. Instabilität infolge Destruktion der Wirbelkörperhinterkante und des Wirbelbogens

2% der Fälle (n = 14) wurden als Metastasierung fehlgedeutet, während die Computertomographie die exakte Diagnosestellung ermöglichte.

Degenerative Veränderungen (70%) im Sinne einer Osteochondrosis intervertebralis, Spondylarthrosis, Spondylosis und Arthrosis deformans, Spondylosis uncovertebralis und Kostovertebralarthrosen, die klinisch oder szintigraphisch auffällig waren, konnten durch die konventionelle Radiographie unter Einbeziehung der Tomographie mit einer Ausnahme exakt diagnostiziert werden. Hierbei handelte es sich um eine Patientin mit Spondylosis hyperostotica und heftiger Schmerzsymptomatik im Bereich der Brustwirbelsäule, wobei in der konventionellen Schichtuntersuchung infolge starker Wischschatten, die durch die ausgeprägten Spondylophyten hervorgerufen wurden, zentrale Osteolysen vorgetäuscht wurden. Die axiale, überlagerungs- und verwischungsfreie Bildgebung der CT ließ in diesem Fall eine regelrechte Wirbelbinnenstruktur erkennen (Abb. 17a, b).

Die Dignität szintigraphisch positiver oder symptomatischer traumatischer Veränderungen (12%) im Sinne frischer oder älterer Frakturen, die am häufigsten im Bereich des Rippenthorax lokalisiert waren, konnte in allen Fällen röntgenologisch erkannt werden.

Von 52 (6%) Normvarianten konnten 50 (96%) durch die konventionelle Röntgendiagnostik ätiologisch zugeordnet werden. Es handelte sich hierbei um Kortikalisdefekte im Bereich der dorsalen distalen Femurmetaphyse, Konver-

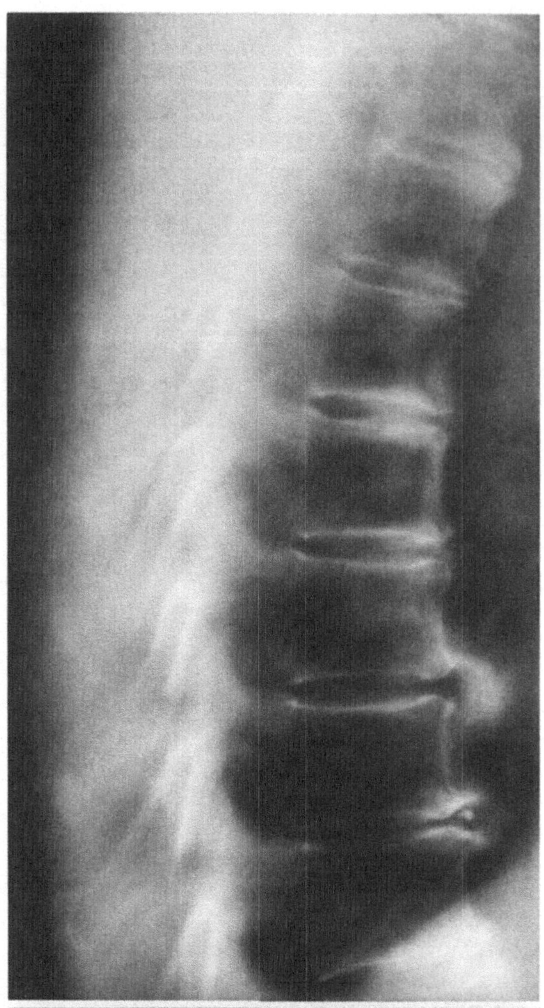

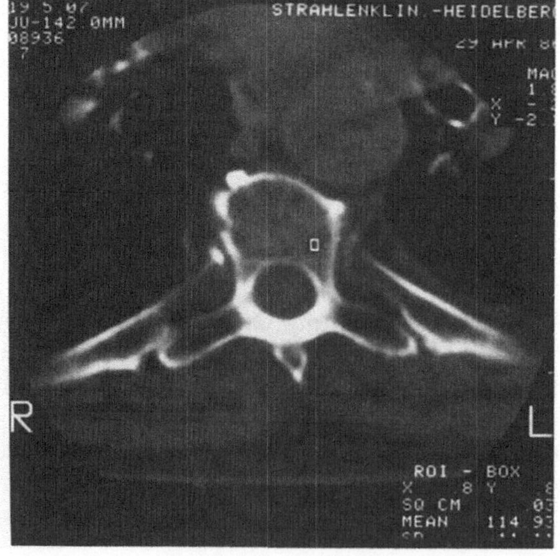

Abb. 17. a Inhomogene Spongiosastruktur im konventionellen Tomogramm. Verdacht auf kleinfleckige Metastasierung. **b** Computertomographisch kein Metastasennachweis. Spondylosis hyperostotica

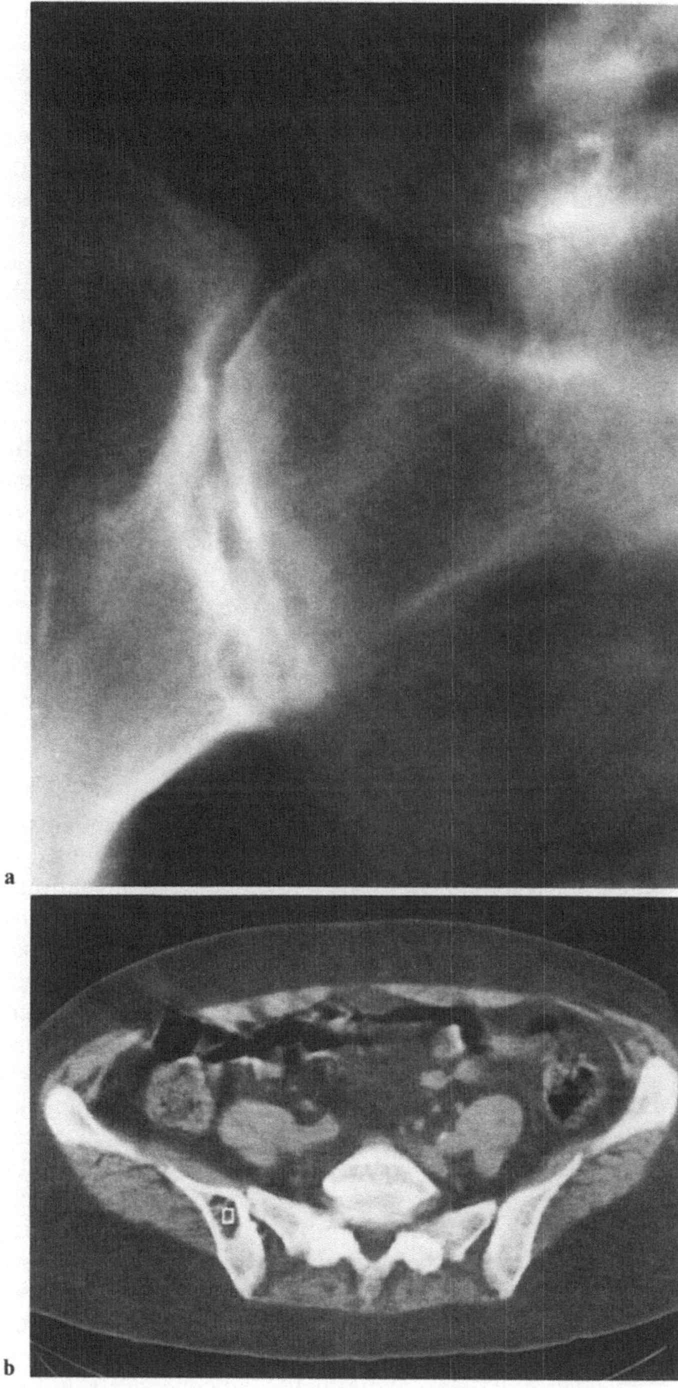

Abb. 18. a Röntgenologisch Osteolyse mit Sklerosesaum im Os ilium rechts. b Computertomographisch knöcherner Defekt mit intakter Kompakta und zentralem Fettgewebsnachweis

sionsdefekte am proximalen Femur und an der proximalen Tibiametaphyse, unterschiedlich ausgeprägte Foramina nutritia, lokalisierte Kortikalisverdickungen und Spongiosareichtum im Bereich der Tuberositas deltoidea und des Tuberculum majus, Knochendefekte vortäuschende Verdünnungen der Rippenunterkanten im dorsalen Rippenthorax, Formunterschiede und Verkalkungen im Bereich des Processus xiphoideus, ausgeprägte Einkerbungen an der medialen Klavikula sowie um Foramina parietalia, Pacchioni-Granulationen, durch Diploevenen hervorgerufene Aufhellungen und fokale Sklerosen im Bereich der Schädelkalotte. Differentialdiagnostische Schwierigkeiten ergaben sich bei 2 Patienten mit von einem Sklerosesaum umgebener Osteolyse im Bereich des Os ilium bzw. sacrum. Die Computertomographie erbrachte auf Grund negativer Dichtewerte (−17 bis −40 HE), intakter umgebender Kompakta und eines fehlenden intra- und extraossären Weichteiltumors die Diagnose einer gutartigen, vermehrten Fettentwicklung im Markraum (Abb. 18 a, b).

Probleme in der differentialdiagnostischen Abgrenzung zu Knochenmetastasen bereiteten häufig Wirbelkörperkompressionsfrakturen infolge hochgradiger Osteoporose (n = 24), deren Ätiologie durch die konventionelle Tomographie nur in 79% (n = 19) festgestellt werden konnte. Lediglich die Computertomographie konnte auf Grund fehlender intraossärer Weichteilstrukturen, intakter Wirbelbögen, Dorn- und Querfortsätze eine Metastasierung ausschließen. Oligo- oder polytope Kompaktainseln (n = 20) ließen sich auf Grund ihrer typischen Röntgenmorphologie – umschriebene, gegen die Umgebung scharf abgegrenzte Spongiosasklerosen – ebenso wie ein Fall mit Osteopoikilie röntgenologisch ohne Schwierigkeiten gegenüber osteoplastischen Metastasen abgrenzen.

Bei allen 10 Patienten mit Knocheninfarkten (1%), die wegen szintigraphischer Mehrspeicherung auffällig wurden, konnte infolge der charakteristischen streifig-strähnigen, girlandenförmigen oder fleckigen Strukturverdichtungen und Aufhellungen röntgenologisch eine definitive Diagnose gestellt werden.

Alle Wirbelhämangiome (n = 9) zeigten im konventionellen Röntgenbild zwar die typische grobsträhnige vertikale Trabekelstruktur, lediglich 78% (n = 7) konnten jedoch differentialdiagnostisch sicher eingegrenzt werden. Bei 2 Patienten ließen sich röntgenologisch auf Grund zusätzlich vorliegender scharf begrenzter Osteolyseherde mit Unterbrechung der kortikalen Randstruktur Metastasen nicht ausschließen. Eine sichere Identifizierung dieses Tumortyps gelang in allen Fällen durch die Computertomographie, da mittels dynamischer CT-Untersuchung sich nach bolusartiger Kontrastmittelinjektion in diesen Arealen ein deutlicher, zur Aorta synchroner Dichteanstieg zeigte (Abb. 19 a, b).

Osteoradionekrosen bei operierten und nachbestrahlten Mammakarzinompatientinnen (n = 10) konnten auf Grund der an typischer Stelle lokalisierten lytischen und sklerotischen Umbauten ebenso wie eine postraumatische Femurkopfnekrose durch die konventionelle Röntgendiagnostik eindeutig diagnostiziert werden. Zahngranulome bzw. Wurzelzysten (n = 6) konnten ebenfalls auf Grund ihrer charakteristischen Lokalisation und Röntgenmorphologie problemlos von osteolytischen Knochenmetastasen differenziert werden.

In allen 6 Fällen entzündlicher Knochendestruktionen konnte durch eine genaue Struktur- und Konturanalyse der Knochenaffektionen mittels konventioneller Tomographie die richtige Artdiagnose gestellt werden. Während in den 4

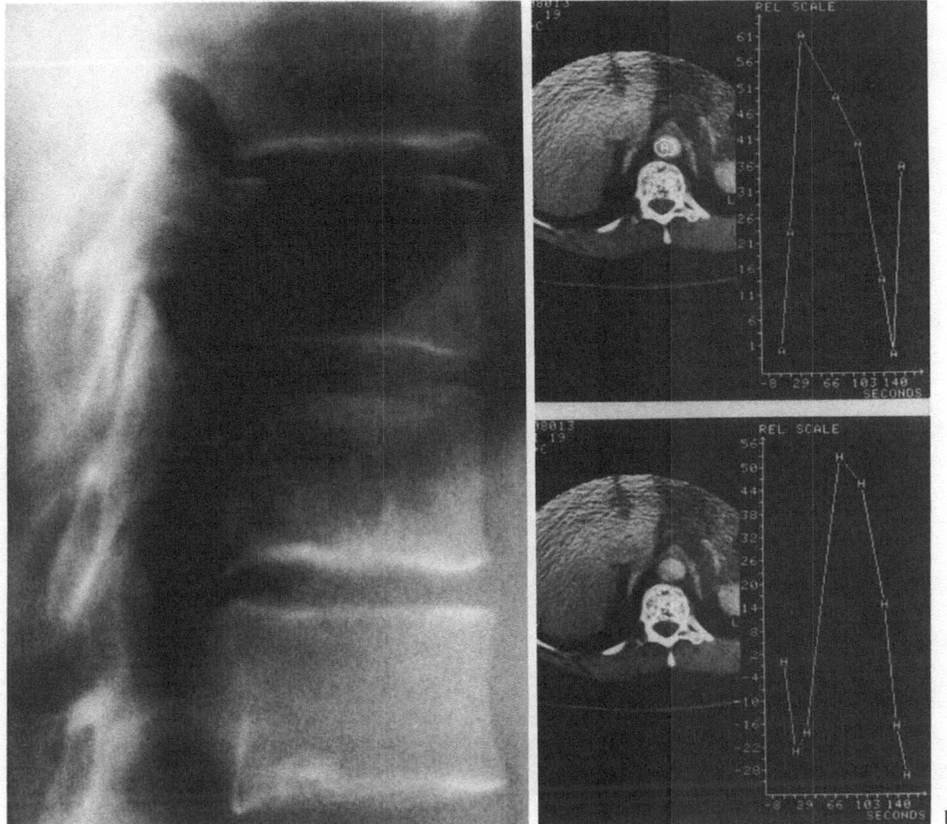

Abb. 19a, b. Hämangiomwirbel bei Patientin mit Mammakarzinom. **a** Röntgenologisch typische Vergröberung der vertikalen Trabekelzeichnung; zusätzlich suspekte rundliche Aufhellungsfiguren. **b** Im dynamischen Computertomogramm hämangiomtypisches, aortensynchrones Kontrastmittelenhancement

Fällen mit bakterieller Spondylitis die Diagnose auf Grund der bandscheibennahen Destruktionen benachbarter Wirbelkörper gestellt werden konnte (Abb. 20), ließen sich 2 Fälle mit infektiöser Arthritis infolge umschriebener Weichteilschwellung, gleichförmiger Gelenkspaltverschmälerung und periostalen Knochenappositionen von Metastasen abgrenzen.

Drei Projektionsartefakte, Aufhellungen am Azetabulum und Femurhals, wurden bei negativem szintigraphischem Befund, jedoch vorhandener Schmerzsymptomatik röntgenologisch als dringend metastasenverdächtig beurteilt. Die Computertomographie zeigte, daß es sich um vorgetäuschte Befunde infolge umschrieben vermehrter Fetteinlagerung zwischen den Muskelbündeln handelte.

Osteome im Bereich des Beckens und des Schädels bereiteten röntgenologisch infolge ihrer homogen knöchernen Struktur und ihrer glatten Begrenzung keine differentialdiagnostischen Schwierigkeiten.

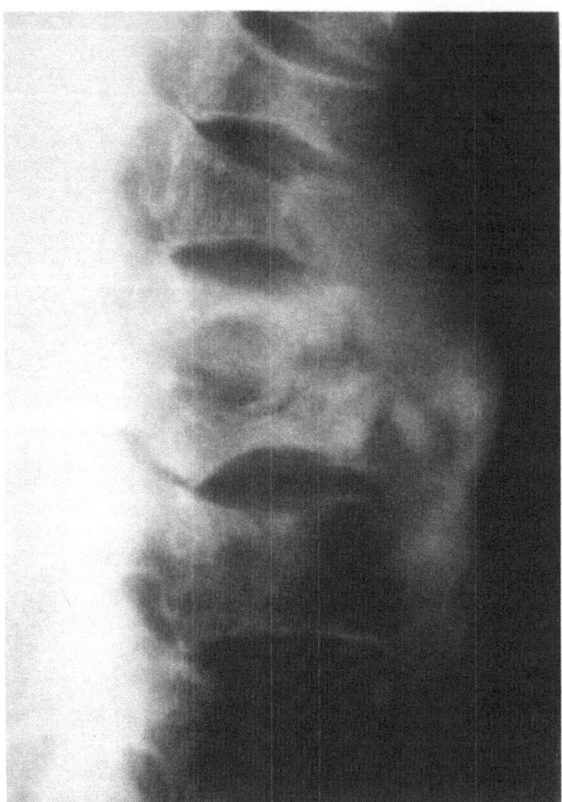

Abb. 20. Spondylitits infectiosa mit charakteristischer, vom Intervertebralraum ausgehender Destruktion der angrenzenden Wirbelkörper. Prävertebraler Weichteiltumor

Unproblematisch war die Abgrenzung der Ostitis deformans Paget gegenüber der sklerosierenden Prostatakarzinose. Bei sorgfältiger Struktur- und Konturanalyse, die die flächenhafte Betonung der Zug- und Drucklinien in einem verdickten und deformierten Knochen aufzeigte, konnte röntgenologisch eine exakte Diagnose erhoben werden. Als osteolytische Metastase fehlinterpretiert wurde im Bereich der LWS eine anlagebedingte unilaterale Bogenwurzelhypoplasie, die bei heftiger Schmerzsymptomatik und szintigraphischer Minderspeicherung röntgenologisch unter Einbeziehung der konventionellen Tomographie in 2 Ebenen zwar den Defekt, jedoch nicht seine kortikale Begrenzung erkennen ließ. Computertomographisch hingegen konnte der Prozeß eindeutig gegenüber einer osteolytischen Destruktion abgegrenzt werden (Abb. 21 a, b).

3.3.4 Diskussion

Basis der radiologischen Diagnostik bei Tumorpatienten mit szintigraphisch auffälligen oder symptomatischen Skelettabschnitten sind nach wie vor konventionelle Röntgenaufnahmen unter Einbeziehung der Tomographie. Durch diese relativ einfache, kostengünstige, jederzeit verfügbare und reproduzierbare Methode

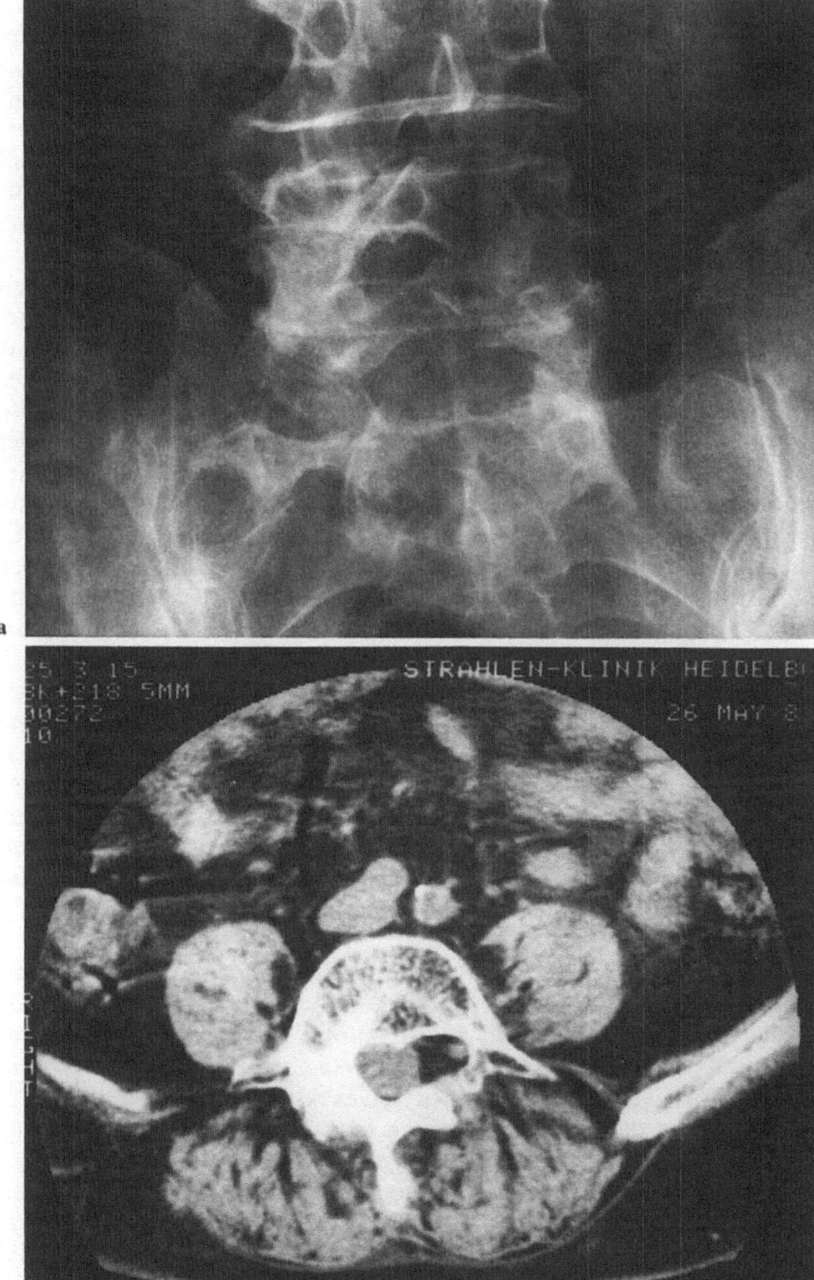

Abb. 21 a, b. Kongenitale Bogenwurzelhypoplasie an LWK 4 links. **a** Röntgenologisch Verdacht auf osteolytische Metastase. **b** Computertomographisch Nachweis der hypoplastischen Bogenwurzel mit intakter kortikaler Begrenzung

werden Informationen hinsichtlich Lokalisation, Größe, Form, Kontur und Struktur einer Läsion gewonnen, die in der überwiegenden Mehrheit der Fälle (in unserer Studie 95%) eine exakte Artdiagnose ermöglichen. In Übereinstimmung mit den Ergebnissen von Corcoran et al. [43] und Redmond et al. [199] ist festzustellen, daß tumoröse Knochendestruktionen, die in unserer Studie bei 67% aller Fälle vorlagen, die häufigste Ursache symptomatischer oder szintigraphisch auffälliger Skelettabschnitte bei Tumorpatienten darstellen. Solitärmetastasen sind, übereinstimmend mit Literaturangaben [26, 71, 160], bei einem prozentualen Anteil von 18% relativ selten und bei Mamma- und Prostatakarzinom weniger häufig als bei den übrigen Primärtumoren anzutreffen. Dies ist in Zusammenhang mit der Hormonabhängigkeit beider Tumoren zu sehen. Die erschwerte Abgrenzbarkeit kleinster Veränderungen im Bereich komplex aufgebauter und durch Weichteile überlagerter Skelettregionen wie Wirbelsäule, Sakrum, Sternum und Schädelbasis auf Übersichtsaufnahmen erfordert bei szintigraphischer oder symptomatischer Auffälligkeit die zusätzliche Durchführung der konventionellen Tomographie. Analog zu den Ergebnissen von Arlart [6] konnten wir tomographisch osteolytische Metastasen im Bereich der Wirbelsäule bei erhaltener Kontur bereits bei einem Durchmesser von 0,5 cm erkennen, während auf Übersichtsaufnahmen Destruktionen erst ab einer Größe von mehr als 1 cm oder bei Konturauslöschung abzugrenzen waren. In Ausnahmefällen, bei Adipositas und infolge Organüberlagerungen (Struma, Trachea, Lunge, Zwerchfell, Darm), ließen sich auf Summationsaufnahmen sogar größere Osteolysen bis zu 2,5 cm nicht diagnostizieren; mittels Schichtaufnahmen konnte infolge ausgeprägter Wischschatten lediglich Metastasenverdacht ausgesprochen werden. In unserer Studie betrug die Treffsicherheit der konventionellen Radiographie in der Abklärung szintigraphisch auffälliger oder symptomatischer Skelettabschnitte 95%. Die in der Literatur oftmals zitierte geringe Sensitivität der konventionellen Röntgendiagnostik [54, 55, 90, 115, 131, 231] dürfte darauf zurückzuführen sein, daß die Befunde komplementärer Untersuchungsmethoden häufig nur mit konventionellen Röntgenübersichtsaufnahmen und nicht mit Schichtaufnahmen verglichen wurden.

Unseren Ergebnissen nach war die Sensitivität der konventionellen Röntgendiagnostik einschließlich Tomographie nicht nur abhängig von der Größe eines metastatischen Prozesses und der Reaktion des Knochens, sondern beruhte zum großen Teil auch auf der Lokalisation einer Destruktion. Osteoplastische und gemischtförmige Metastasen ließen sich exakter diagnostizieren als rein osteolytische Prozesse; diese wiederum waren leichter nachzuweisen, wenn sie kortikale Strukturen zerstörten oder von einem Sklerosesaum umgeben waren.

Bezüglich der Lokalisation zeigte sich im Gegensatz zu den Ergebnissen von Crone-Münzebrock et al. [47] eine geringere Sensitivität der konventionellen Röntgendiagnostik im Wirbelsäulenbereich bei Läsionen am zervikodorsalen und dorsolumbalen Übergang, die bei erhaltener Kontur den dorsalen Wirbelkörperbereich, Wirbelbogen und Dornfortsatz betrafen. Bei diesen röntgenologisch unklaren Befunden konnte durch den Einsatz der Computertomographie in nahezu allen Fällen eine sichere Artdiagnose gestellt oder Metastasenverdacht ausgesprochen werden, der das weitere diagnostische Vorgehen dahingehend beeinflußte, daß die Patienten kürzeren Verlaufskontrollen unterzogen wurden.

Somit ist die Auffassung von Fochem et al. [61], der die Computertomographie für die Aufdeckung okkulter Wirbelsäulendestruktionen als nicht geeignet ansieht, bei Anwendung von Computertomographen der sogenannten dritten Generation als überholt anzusehen. Darüber hinaus gelang es durch die Computertomographie in einem Drittel der Fälle die Ausdehnung der Wirbeldestruktionen exakter abzugrenzen und in mehr als der Hälfte der computertomographisch untersuchten Fälle infolge der axialen Bildgebung eine Tumorausdehnung in den Spinalkanal und in die paravertebralen Weichteilstrukturen zu erfassen. Analog zu den Ergebnissen von König et al. [124], Crone-Münzebrock et al. [47], Roub et al. [206], Redmond et al. [199], Sartor [210], Lee et al. [139], Lingg et al. [147], Claussen et al. [37], Lackner et al. [136], Burke et al. [25], Schnyder et al. [214] fand sich in unserer Studie eine eindeutige Überlegenheit der Computertomographie – möglicherweise in Verbindung mit der Myelographie – beim Nachweis myelonkomprimierender oder -infiltrierender Wirbelsäulenprozesse. Somit erscheint uns die spinale Computertomographie vor allem indiziert bei vorhandener neurologischer Symptomatik, da lediglich durch diese Methode die gleichzeitige Darstellung von Weichteilstrukturen und Skelettanteilen möglich ist. Die Computertomographie trägt somit nicht nur zur Artdiagnose bei, sondern ermöglicht vor geplanten operativen Eingriffen oder Radiotherapie eine präzise Darstellung der Verhältnisse im Wirbelkanal und Wirbelbogen.

Hinsichtlich der Belastbarkeit metastatischer Destruktionen erwies sich die konventionelle seitliche Tomographie nach wie vor als das wichtigste diagnostische Verfahren, da sie in einem Untersuchungsgang die Verhältnisse an den benachbarten Wirbelkörpern darstellt und so eine bessere Beurteilbarkeit der Rahmenstruktur im Verbund mit den benachbarten Wirbeln besteht. Die Computertomographie bleibt bei dieser Fragestellung Ausnahmefällen vorbehalten, wenn eine seitliche Lagerung des Patienten nicht möglich ist und unklare Verhältnisse an den Wirbelbögen röntgenologisch mangelhaft beurteilbarer Wirbelsäulenabschnitte, wie zervikodorsaler und dorsolumbaler Übergang, bestehen. Die Computertomographie bietet zwar die Möglichkeit sagittaler Rekonstruktionen, infolge geringerer Ortsauflösung ist jedoch im Vergleich dazu durch die konventionelle seitliche Tomographie eine wesentlich präzisere Strukturbeurteilbarkeit der Skelettabschnitte möglich.

Deutlich überlegen erwies sich die Computertomographie in der Klärung differentialdiagnostischer Schwierigkeiten, indem auf Grund der axialen, überlagerungsfreien Bildgebung, auf Grund der größeren Dichteauflösung und der Möglichkeit der Dichtemessung eindeutig zwischen Artefakten, benignen und malignen Prozessen unterschieden werden konnte.

Insbesondere bei röntgenologisch sichtbarer Osteoporose und Wirbelkörperkompressionsfrakturen konnte eine zusätzlich vorliegende kleinfleckige Metastasierung durch die CT auf Grund von intraossären Weichteilstrukturen, kleinen Osteolysen an Dorn- und Querfortsätzen sowie kleinsten (4 mm) Struktur- und Konturdestruktionen aufgedeckt werden.

Die dynamische Computertomographie erbrachte entscheidende Vorteile bei der Identifizierung von Wirbelhämangiomen. Ihr charakteristisches Aussehen – vergröberte vertikale Trabekelstruktur, Spongiosararefizierung, die mit Kortikalisdestruktion und intraspinaler Ausdehnung kombiniert sein kann [47, 93, 142,

162, 168, 214] – wurde in unserem Krankengut von einer Brustwirbelmetastase bei Rektumkarzinom sowohl im Röntgenbild als auch im Nativ-CT imitiert. Während bei allen Hämangiomen ein deutliches, zur Aorta synchrones Enhancement nach Kontrastmittelgabe eine ätiologische Zuordnung erlaubte, ließ sich bei der röntgenmorphololgisch ähnlichen Knochenmetastase weder optisch noch meßtechnisch ein Dichteanstieg nachweisen, so daß auf Grund dieser Befundkonstellation eine Metastasierung diagnostiziert wurde, die sich im Verlauf bestätigte. In Übereinstimmung mit Schnyder et al. [214] ist zu postulieren, daß die Diagnose eines Hämangiomwirbels, insbesondere bei Vorliegen von Spongiosararefizierungen, nur bei typischem Kontrastmittelverhalten in der dynamischen CT-Untersuchung zulässig ist.

Keine Schwierigkeiten bereitete die röntgenologische Differenzierung zwischen metastatischer Destruktion und Spondylitis infectiosa auf Grund des charakteristischen Röntgenbefundes. Da die Entzündung im Bereich der Bandscheibe beginnt und anschließend in die beiden Nachbarwirbel einbricht, Metastasen jedoch im Wirbel selbst beginnen, kommt dem röntgenologischen Befallmuster entscheidende differentialdiagnostische Bedeutung zu. Analog zu den Ergebnissen von Lingg et al. [146], Keinert et al. [114], Musher et al. [173] und Burke et al. [25] sahen wir bei allen Patienten mit bakterieller Spondylitis die typische Verschmälerung des Intervertebralraumes, Destruktionen an den benachbarten grund- und deckplattennahen Wirbelkörperanteilen und mehr oder weniger ausgeprägte paravertebrale Weichteiltumoren. In Übereinstimmung mit der Auffassung von Resnick [201], der die Bandscheibe als relativ resistent gegen Tumorinvasion bezeichnet, sahen wir in unserem Patientengut von 698 metastatisch befallenen Wirbelsäulenabschnitten in keinem Fall eine Wirbeldestruktion mit Beteiligung des Bandscheibenraumes und der benachbarten Wirbelkörperabschlußplatte.

Analog den Ergebnissen von Burke et al. [25], Lingg et al. [147] und König et al. [124] ermöglichte die axiale Bildgebung und variable Fenstereinstellung der Computertomographie eine exaktere Abgrenzung der paravertebralen Weichteilabszesse und war im Nachweis einer epiduralen Abszeßbildung von entscheidender Bedeutung.

Die geringste Sensitivität der konventionellen Röntgendiagnostik fand sich in Übereinstimmung mit Majewski et al. [157], Köster et al. [125], Gullotta et al. [85], Heller et al. [96], Gilula et al. [76], Schrijvers et al. [218], Dihlmann et al. [53] und Whelan et al. [248] für das Os sacrum und die Facies auricularis des Darmbeines, während Läsionen der ventralen Beckenabschnitte in nahezu allen Fällen exakt abzugrenzen waren. Die selbst durch die Tomographie unzureichende Darstellung und mangelhafte Beurteilbarkeit der dorsalen Beckenanteile ist sowohl auf deren komplexen Aufbau, ihre Neigung und Formvielfalt als auch auf die häufig erhebliche Überlagerung mit Weichteil- und Organstrukturen zurückzuführen. Hinzu kommt, daß Kreuz- und Darmbein ineinander übergreifen, wodurch gelegentlich auch tomographisch nicht bestimmt werden kann, ob ein Prozeß im mediodorsalen Bereich des Os ilium oder im lateroventralen Anteil des Os sacrum lokalisiert ist oder ob eine Läsion das Sakroiliakalgelenk überschreitet. Bei szintigraphischer oder klinischer Auffälligkeit und röntgenologisch unauffälligen oder zweifelhaften Befunden ermöglicht in Übereinstimmung mit anderen Autoren [38, 76, 96, 125, 140, 157, 175, 218] die axiale Schichtführung der CT mit überlagerungs- und verwischungsfreier Abbildung nicht nur eine exakte Detailerkennung des Beckengürtels, sondern auch, auf Grund der variablen Fenstereinstellung, eine Beurteilung intra- und extraossärer Strukturveränderungen sowie benachbarter Organe.

In unserer Studie zeigte sich der diagnostische Wert der CT in Übereinstimmung mit den Ergebnissen von Köster et al. [125] darin, daß bei 29% (27/92) der Patienten mit röntgenologisch unauffälligem oder suspektem Befund im Bereich des Sacrums und des dorsalen Ilium computertomographisch sicher maligne Läsionen abgrenzbar waren. Deutlich überlegen erwies sich dabei die Computertomographie im Nachweis von direkten Tumorinfiltrationen des ventralen Sacrums durch Organtumoren im kleinen Becken und im Nachweis parossaler Tumoranteile von Sakrummetastasen (41%). Der Wert der konventionellen Tomographie zum Nachweis oder zur exakten Abgrenzung extraossärer Tumoranteile ist unseren Erfahrungen nach im Bereich des Beckens infolge der geringen Dichteauflösung und des großen zu durchstrahlenden Volumens wesentlich eingeschränkter als im Bereich der Wirbelsäule. In Übereinstimmung mit Heller et al. [96] konnten wir mit neurologischer Symptomatik einhergehende weichteildichte Tumorobliterationen des Canalis sacralis und der Foramina sacralia, die röntgenologisch nur bei Konturverlust vermutet werden können, allein durch die Computertomographie optisch und meßtechnisch exakt nachweisen, das Ausmaß von ossären gelenküberschreitenden Destruktionen genauer bestimmen. Diese Zusatzinformationen sind vor allem hinsichtlich der therapeutischen Planung eminent wichtig [172]. Darüber hinaus ermöglichen computertomographische Verlaufskontrollen eine exaktere Beurteilung des Therapieeffektes, da Größen- und Dichteänderungen der intra- und extraossären Tumoranteile durch dieses Verfahren sicher verifiziert werden können.

Der differentialdiagnostische Wert der Computertomographie bei Beckenläsionen zeigte sich in 4 Fällen mit röntgenologisch abgrenzbarer „Osteolyse", die in 2 Fällen auf Grund der überlagerungsfreien axialen Bildgebung als Projektionsartefakt infolge vermehrter Fetteinlagerung zwischen den Muskelbündeln verifiziert werden konnte. In weiteren 2 Fällen erbrachte die CT auf Grund der Analyse der Knochenbinnenstruktur und Kontur sowie der Möglichkeit der Dichtemessung (Schwächungswerte −40 HE) die Diagnose eines benignen, fettig degenerierten Prozesses. Eine ähnliche Läsion im Bereich des Sakrums wurde in der Literatur bisher nur von Majewski et al. [157] beschrieben.

Analog zu den Ergebnissen von Crone-Münzebrock et al. [45] und Destouet et al. [51] waren Destruktionen am Sternum durch die konventionelle Tomographie bei einer Sensitivität von 92% nur eingeschränkt diagnostizierbar, was auf Überlagerungseffekte und die Feinheit der kortikalen Strukturen zurückzuführen ist. Die Computertomographie zeigte sich der konventionellen Röntgendiagnostik insofern überlegen, als sie nicht nur in Zweifelsfällen Metastasen nachwies, sondern auch exakt über das Ausmaß knöcherner Destruktionen und extraossärer Weichteilinfiltrationen informierte.

Bezüglich komplementärer radiologischer Untersuchungsverfahren bei metastatischen Destruktionen im Bereich der Schädelbasis und der Schädelkalotte liegen nur einige wenige Veröffentlichungen vor [131, 23, 115]. Auf Grund unserer

Ergebnisse, die bei 13 von 15 Patienten durch die konventionelle Tomographie in entsprechend den Hirnnervenausfällen gewählter Projektion Schädelbasisdestruktionen aufzeigten, können wir der Meinung von Kuckein [131], die CT als primäre Untersuchungsmethode anzuwenden, nur bedingt zustimmen. Destruktionen im Bereich der Fissura orbitalis superior, des Foramen rotundum und jugulare, des Canalis hypoglossi und des Meatus acusticus internus sowie des Sella- und Keilbeinhöhlenbodens lassen sich röntgenologisch ohne wesentliche Belastung des Patienten exakt diagnostizieren, während die hierfür zum Teil erforderliche koronare Schichtebene des CT eine starke, für den Patienten wesentlich belastendere Reklination des Kopfes erfordert. Hinzu komt, daß Artefakte durch Zahnfüllungen und ähnliches mehrere Einstellungen mit verschiedener Gantry-Neigung erfordern, minimale Verkantungen des Schädels eine Seitendifferenz und somit Destruktionen vortäuschen können, während Rekonstruktionen auf Grund der schlechteren Ortsauflösung eine Detailerkennbarkeit nicht zulassen. Lediglich bei klinischem und szintigraphischem Metastasenverdacht im Bereich des Canalis opticus, der Foramina ovalia und lacera, die röntgenologisch auch auf Spezialprojektionen nur unzureichend beurteilbar sind, scheint die CT als primäres Untersuchungsverfahren indiziert, während ihr zusätzlicher Einsatz bestimmten Fragestellungen wie zweifelhaften Röntgenbefunden und extraossären Tumoranteilen vorbehalten ist.

Im Gegensatz zur Auffassung von Kido et al. [115], die Röntgenübersichtsaufnahmen des Schädels bei der Abklärung von intrakraniellen Metastasen und Kalottenmetastasen für überflüssig halten, ist festzustellen, daß zwar häufiger Hirn- und Kalottenmetastasen bei Karzinompatienten vorliegen können, jedoch relativ selten zum gleichen Zeitpunkt die Fragestellung intra- und extrakranielle Metastasen betrifft. Zudem fanden wir in allen Fällen mit Kalottenmetastasen eine Metastasierung in weiteren Skelettabschnitten, so daß sich bei fehlender Schmerzsymptomatik keine therapeutische Konsequenz ergab. Diese Ergebnisse rechtfertigen unserer Meinung nach die Behauptung, daß bei pathologischem szintigraphischem Befund im Kalottenbereich, zweifelhaftem Röntgenbefund und fehlender therapeutischer Konsequenz lediglich röntgenologische Verlaufskontrollen angezeigt sind, da eine statische Gefährdung nicht gegeben ist. Eine Metastasensuche im Kalottenbereich durch die Computertomographie kann aus Kostengründen nicht befürwortet werden, bei entscheidender therapeutischer Konsequenz stellt sie eine Ergänzung der konventionellen Radiographie dar.

Im Bereich der Extremitäten ist – bei einer Sensitivität von 98% – die konventionelle Röntgenübersichtsaufnahme in jedem Fall als primäre Untersuchungsmethode durchzuführen. Der differentialdiagnostische Wert der Computertomographie bei Extremitätenmetastasen zeigte sich in unserer Studie darin, daß durch die überlagerungsfreie axiale Bildgebung und die Möglichkeit der Dichtemessung vor allem kleinere Metastasen im spongiösen Knochen nachweisbar, Überlagerungsartefakte aufdeckbar sind. Besonders zu erwähnen wären die den Markraum infiltrierenden Metastasen, die zu keiner röntgenologisch faßbaren Destruktion führen oder lediglich eine diffuse oder fleckige Demineralisation hervorrufen, die röntgenologisch nicht von einer Inaktivitätsosteoporose zu unterscheiden ist [109]. Computertomographisch fanden wir in diesen Fällen intraossäre Weichteilstrukturen bzw. deutliche, sowohl optisch als auch meßtechnisch faßbare Dichtezunahmen des Markraumes, die nach Helms et al. [97] und Kuhn et al. [133] allerdings unspezifisch sind und auch postradiogen sowie bei traumatischen und endzündlichen Prozessen anzutreffen sind. Auch sei darauf hingewiesen, daß die Dichtewerte des Markraumes diaphysärer Extremitätenabschnitte nicht absolut, sondern nur im Vergleich zur Gegenseite zu beurteilen sind, da bereits am gesunden Knochen die negativen Dichtewerte diaphysärer und vor allem metaphysärer Skelettabschnitte starken Schwankungen unterliegen. Wir fanden bei osteolytischen Metastasen mit neoplastischer Infiltration des Markraumes einen Dichteanstieg auf 11–119 HE, bei gemischtförmigen Metastasen mit intertrabekulärer Knochenneubildung auf 386 HE gegenüber den stets negativen Dichtewerten (–26 bis –108 HE) gesunder Diaphysenabschnitte. Nach Helms et al. [97] ist eine Dichtedifferenz des Markraumes beider Extremitäten von mehr als 20 HE als pathologisch anzusehen.

Erwähnenswert ist, daß in unserem Patientengut bei 50% der röntgenologisch und computertomographisch untersuchten Extremitätenmetastasen die neoplastische Infiltration des Markraumes den röntgenologisch sichtbaren Defekt um 1–2 cm überschritt. Bedeutungsvoll erscheint dieses Ergebnis vor allem hinsichtlich der Bestrahlungsplanung zur Berücksichtigung eines entsprechenden Sicherheitsabstandes von röntgenologisch sichtbaren Metastasen, damit röntgenologisch nicht abgrenzbare Spongiosainfiltrationen sicher vom Bestrahlungsfeld erfaßt werden.

Zusammenfassend läßt sich feststellen, daß die Computertomographie, abhängig von der Größe und Lokalisation eines Prozesses, sowohl in diagnostischer als auch differentialdiagnostischer Hinsicht der konventionellen Röntgendiagnostik überlegen ist. Eine Metastasensuche durch die CT ist trotz der im Vergleich zur konventionellen Radiographie höheren Sensitivität nicht möglich, da

1. eine Gesamtbeurteilung größerer zusammenhängender Skelettabschnitte nicht gegeben ist,
2. der Zeitaufwand und nicht zuletzt der erhebliche Kostenfaktor dieses Verfahren nur bei gezielter Fragestellung zum Einsatz kommen läßt.

Wenngleich in unserer Studie durch die CT im Gegensatz zur Skelettszintigraphie und konventionellen Röntgendiagnostik kein falsch-positiver Befund erhoben wurde, ist dies nach Angaben von Durning et al. [54] bei alleiniger computertomographischer Befundinterpretation häufiger möglich, so daß eine gemeinsame Überprüfung und umfassende Beurteilung von röntgenologischem und computertomographischem Befund unumgänglich ist; in Zweifelsfällen muß eine histologische Abklärung erfolgen.

Zusätzlich sei darauf hingewiesen, daß in unserer Studie bei 2% (54/2467) aller untersuchten Skelettabschnitte auch durch die gezielte Anwendung der CT lediglich Metastasenverdacht ausgesprochen werden konnte, 16% (11/68) der initial falsch-negativen Röntgenbefunde auch computertomographisch falsch-negativ waren, während durch Verlaufskontrollen nach unterschiedlichen Intervallen Knochenmetastasen verifiziert wurden.

Auf Grund unserer Ergebnisse und nach kritischer Literaturdurchsicht sind wir der Auffassung, daß ein unauffälliger CT-Befund, insbesondere bei pathologischer Nuklidanreicherung im Knochenszintigramm, eine Metastasierung nicht ausschließt, da eine Störung des Knochenstoffwechsels in der Regel frühzeitiger durch die Szintigraphie erfaßt werden kann als eine Änderung der Knochenmorphologie durch die übrigen bildgebenden Verfahren.

Diese Patienten sind unserer Meinung nach kurzfristigen Verlaufskontrollen zu unterziehen. Bei klinischer Relevanz ist die Durchleuchtungs- oder CT-gezielte und -dokumentierte Punktion zur histologischen Abklärung unerläßlich.

Der Angiographie kommt unseren Erfahrungen nach in Übereinstimmung mit Gullotta et al. [85], Bosnjakovic et al. [21] und Jonsson et al. [108] in der Metastasendiagnostik keine Bedeutung zu. Ihr Wert liegt darin, vor geplanter Operation die Gefäßversorgung und das Gefäßmuster des Tumors aufzuzeigen oder als Grundlage für eine therapeutische Embolisation oder intraarterielle Chemotherapie zu dienen.

3.4 Sonographische Diagnostik von Skelettmetastasen

3.4.1 Problemstellung und Zielsetzung

Während die Sonographie in der Organdiagnostik des Abdomens seit Jahren breiten Einsatz gefunden hat, ist ihr Einsatz bei Knochentumoren umstritten [130, 144]. Indikation und Aussagekraft der Real-time-Sonographie sind anhand eines größeren Patientengutes zu überprüfen.

3.4.2 Patientengut und Methodik

Bei 60 Malignompatienten im Alter von 29–82 Jahren wurden 110 metastatisch befallene Skelettregionen röntgenologisch und sonographisch abgeklärt [167]. Die topographische Verteilung der untersuchten Skelettabschnitte gibt Tabelle 26 wieder.

Die Untersuchungen wurden in Real-time-Technik an einem Gerät der Firma Picker (LSC 7000) unter Verwendung eines Schallkopfes der Frequenz 3,5 bzw. 5 und 7,5 MHz durchgeführt. In jedem Fall wurden Längs- und Querschnitte, in den meisten Fällen auch atypische Schnitte in mehreren Ebenen angefertigt.

Die Befunddokumentation erfolgte mittels Multiformatkamera auf Röntgenfilm. Sonographische und röntgenologische Befunde wurden miteinander verglichen.

3.4.3 Ergebnisse

Extraossäre Tumoranteile konnten sonographisch in 69 Fällen (63%) nachgewiesen werden, während röntgenologisch begleitende Weichteiltumoren lediglich in 37 Fällen (34%) abgrenzbar waren (Abb. 22a, b). In keinem Fall ließen sich bei negativem Sonogramm röntgenologisch Weichteilveränderungen abgrenzen, so daß die Übereinstimmungsrate beider Untersuchungsmethoden bei 71% lag. Von Schmerzsymptomatik begleitete Periostreaktionen, erkennbar an einer der Kortikalis anliegenden echoarmen Struktur, konnten sonographisch 82mal nachgewiesen werden, während diese Veränderungen röntgenologisch nicht faßbar waren.

In Übereinstimmung mit dem Röntgenbefund ließen sich sonographisch kortikale Strukturveränderungen im Sinne von Unregelmäßigkeiten, Verdünnungen und kleinsten Defekten bei 45% (n = 50) der Fälle darstellen, während größere

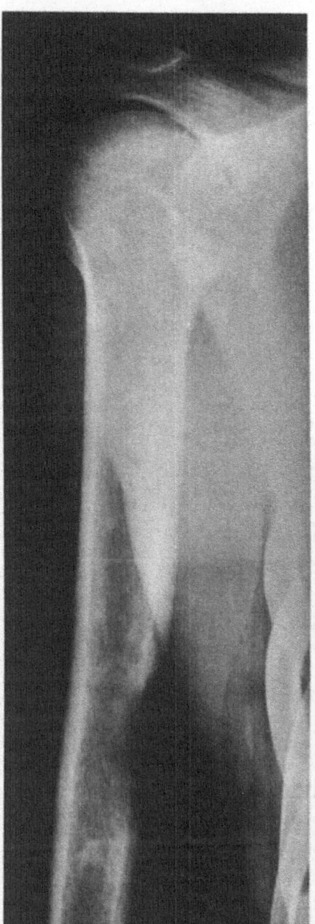

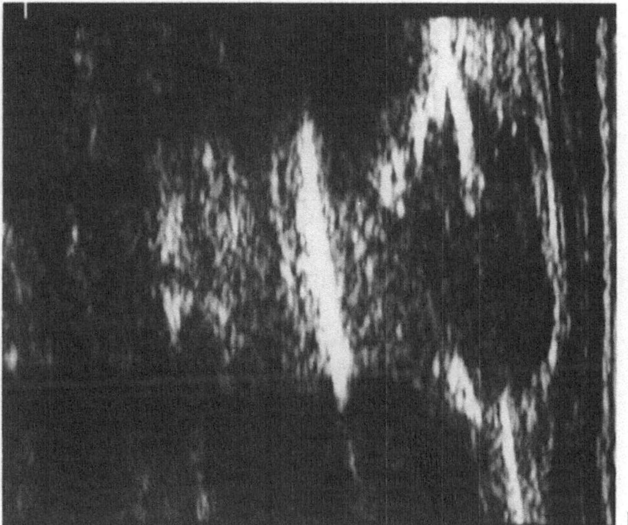

Abb. 22 a, b. Osteolytische Metastase am rechten Humerus bei Bronchialkarzinom. **a** Röntgenologisch Kortikalisdestruktion. **b** Sonographisch parossaler Weichteiltumor in Höhe des Kortikalisdefektes

Tabelle 26. Topographische Verteilung der sonographisch und röntgenologisch untersuchten Skelettmetastasen. (Nach Mende et al. [167])

Lokalisation	Häufigkeit	
	n	[%]
Femur	34	31
Rippen, Sternum, Skapula	18	16
Humerus	17	15
Becken	14	13
Wirbelsäule	10	9
Tibia	7	6
Schädel	5	5
Klavikula	3	3
Fuß	2	2

Kortikalisdestruktionen von mehr als 1 cm bei 54% (n = 59) der Metastasen abzugrenzen waren. Lediglich in 1 Fall fand sich mit beiden Untersuchungsverfahren eine völlig unauffällige Kortikalis.

Destruktionen der Spongiosa konnten übereinstimmend mit beiden Methoden in 71% (n = 78) nachgewiesen werden. In 24,5% der Fälle (n = 27) war die intraossäre Tumorausdehnung röntgenologisch exakter abzugrenzen. 4,5% (n = 5) der röntgenologisch gesicherten Spongiosadefekte wurden sonographisch nicht erkannt.

3.4.4 Diskussion

Infolge der fortschreitenden technologischen Entwicklung der Ultraschallgeräte hat die Sonographie breiten Einsatz in der Organdiagnostik gefunden [246], während die Aussagekraft dieses Verfahrens bei Skeletterkrankungen bislang zurückhaltend beurteilt wurde [130, 144]. Durch Mende et al. [167] wird neuerdings unter Verwendung hochauflösender Schallköpfe die Real-time-Sonographie als nichtinvasive, kostengünstige Methode in der Diagnostik von Knochenmetastasen als ideale Ergänzung zur konventionellen Röntgentechnik und Skelettszintigraphie eingesetzt. Im Nachweis extraossärer Tumoranteile sowie deren Abgrenzung von den ossären Strukturen ist die Sonographie dem Röntgenbild deutlich überlegen. Hinzu kommt, daß durch die beliebige Wahl der Schnittebenen tumoröse Veränderungen dreidimensional dargestellt werden können. Von Bedeutung erscheinen diese Ergebnisse vor allem hinsichtlich der Therapieplanung, um bei Radiotherapie auch extraossäre Weichteiltumoren sicher im Bestrahlungsfeld zu erfassen. Ein weiterer Informationsgewinn ergab sich bei vorhandener Schmerzsymptomatik, indem Periostreaktionen im Gegensatz zur konventionellen Radiographie sonographisch exakt erfaßt werden konnten.

Im Nachweis kortikaler Tumorinfiltrationen und Destruktionen fand sich, im Gegensatz zu den Ergebnissen von Levine et al. [144] die Aussagekraft von Ultraschall und Röntgen gleichwertig.

Lediglich auf die Spongiosa begrenzte Metastasen konnten, vor allem bei intakter Kortikalis, mit einer falsch-negativen Rate von 4,5% ebenso wie die tatsächliche intraossäre Tumorausdehnung in 24,5% mittels der Sonographie schlechter als durch die Röntgentechnik abgegrenzt werden.

Wie die Ergebnisse zeigen, ermöglicht die Sonographie als wenig belastende, jederzeit verfügbare und kostengünstige Methode in Ergänzung zur konventionellen Röntgentechnik in der Metastasendiagnostik ein Höchstmaß an Information, da durch die kombinierte Anwendung beider Verfahren sowohl intra- als auch relativ häufig vorliegende extraossäre Tumoranteile erfaßt werden können.

Einschränkend soll allerdings darauf hingewiesen werden, daß die Qualität der sonographischen Untersuchung und ihre Reproduzierbarkeit weitgehend von der Erfahrung des Untersuchers abhängt, eine Tatsache, die insbesondere beim Einsatz der Sonographie in der Verlaufs- und Therapiekontrolle von Bedeutung ist.

3.5 Klinische Schlußfolgerungen

Die verschiedenen radiologischen Untersuchungsmethoden in der Diagnostik von Knochenmetastasen sind nicht als konkurrierende, sondern als gezielt anzuwendende komplementäre Verfahren anzusehen. Trotz mangelnder Spezifität und Einführung neuer bildgebender Verfahren steht an 1. Stelle der radiologischen Diagnostik von Knochenmetastasen als Suchmethode die konventionelle Skelettszintigraphie, da sie ossäre Umbauprozesse im Bereich des gesamten Skelettsystems früher als die übrigen radiologischen Untersuchungsmethoden aufdecken kann. Zum Ausschluß von Fehldiagnosen, d. h. zur korrekten Differenzierung von benignen und malignen Läsionen, ist die gleichzeitige röntgenologische Kontrolle durch Übersichtsaufnahmen und ggf. Tomographien jeder abnormen Radionuklidanreicherung sowie symptomatischer Skelettabschnitte unerläßlich. So lassen sich falsch-positive und ein Großteil falsch-negativer Szintigraphiebefunde vermeiden bzw. in den meisten Fällen exakte Diagnosen stellen, wenn Szintigramm und Röntgenbild gemeinsam überprüft und entsprechend umfassend beurteilt werden.

Auch metastasentypische Herde im Knochenszintigramm, d. h. multiple fokale Nuklidanreicherungen, stellen ebenso wie ein szintigraphisch negativer Befund an symptomatischen Skelettabschnitten eine absolute Indikation zur röntgenologischen Kontrolle dar. Lediglich durch dieses Vorgehen ist eine Aussage über die Morphologie einer Läsion, ihre Lokalisation sowie über eine Stabilitätsgefährdung möglich.

Findet sich für eine pathologische Radionuklidanreicherung kein röntgenologisches Korrelat, bieten sich für die klinische Verhaltensweise mehrere Alternativen an:

Bei asymptomatischen Patienten ist eine Kontrolle des Knochenszintigramms in 8–10 Wochen sinnvoll, da sich ein positives Szintigramm, das durch ein geringes Trauma ohne röntgenologisches Korrelat hervorgerufen ist, nach Ablauf dieser Zeitspanne normalisieren kann.

Persistiert oder intensiviert sich der szintigraphische Befund, sind weitere Röntgenkontrollen in 8wöchigem Abstand bis zu 2 Jahren angezeigt. Bei entscheidender therapeutischer Konsequenz sind diese Patienten jedoch zusätzlich computertomographisch zu untersuchen, um eine initial röntgenologisch stumme Metastasierung aufdecken zu können. Als letzte Instanz des diagnostischen Vorgehens wäre die Kernspintomographie zu erwägen, da aufgrund veränderter Signalintensitäten im Knochenmark auch Frühstadien einer Metastasierung erfaßt werden können.

Bei symptomatischen Patienten und unklarem Röntgenbefund ist ebenfalls der gezielte Einsatz der Computertomographie indiziert, insbesondere an röntgenologisch mangelhaft beurteilbaren Skelettabschnitten wie Sakrum, Wirbelsäule, Sternum und Schädelbasis. Hier kann die Computertomographie auf Grund der größeren Dichteauflösung, der axialen, überlagerungsfreien Bildgebung, der variablen Fenstereinstellung und der Möglichkeit der Dichtemessung entscheidende diagnostische und differentialdiagnostische Informationen liefern.

Eine absolute Indikation zur Computertomographie ist gegeben bei neurologischer Symptomatik im Bereich der Wirbelsäule zum Nachweis eines intraspinalen Tumorwachstums oder einer Fragmentdislokation in den Spinalkanal, da lediglich durch diese Methode entscheidende Informationen hinsichtlich des therapeutischen Vorgehens – Operation oder Radiotherapie – gewonnen werden können.

Neben der Indikation aus diagnostischen Erwägungen ist der Einsatz der Computertomographie zur individuellen Bestrahlungsplanung gerechtfertigt, um die intra- und extraossäre Tumorausbreitung möglichst exakt erfassen zu können. Dies betrifft insbesondere Läsionen im Bereich des Sakrums, des Sternums, der Wirbelsäule und der Schädelbasis, wenn röntgenologisch ein Konturverlust für eine extraossäre Tumorausbreitung spricht.

In den relativ seltenen Fällen des szintigraphisch positiven Befundes, der kein röntgenologisches oder computertomographisches Korrelat zeigt, muß angenommen werden, daß eine beginnende Knochenmetastasierung vorliegt, da die Störung des Knochenstoffwechsels in der Regel frühzeitiger durch die Szintigraphie erfaßt werden kann als eine morphologische Änderung der ossären Strukturen durch die konventionelle Radiographie und die Computertomographie. In diesen Fällen erweist sich eine röntgenologische Kontrolle der szintigraphisch suspekten Skelettabschnitte in 2monatigem Abstand als sinnvoll.

Metastatische Destruktionen im Bereich der Wirbelsäule sind relativ häufig belastungsinstabil (in unserer Studie 40% der Wirbelsäulendestruktionen) und erfordern somit grundsätzlich eine Abklärung durch seitliche Schichtaufnahmen. Lediglich durch dieses Vorgehen läßt sich eine statische Gefährdung erkennen und unverzüglich eine operative Therapie oder Radiotherapie, kombiniert mit orthetischer Versorgung, einleiten.

Es sei betont, daß bei der Abklärung szintigraphisch auffälliger oder symptomatischer Skelettabschnitte primär die konventionelle Röntgendiagnostik einzusetzen ist, während die Computertomographie gezielten oben genannten Fragestellungen vorbehalten bleibt. Eine ungezielte Metastasensuche durch die CT kann nicht befürwortet werden, da eine Gesamtbeurteilung größerer zusammenhängender Skelettabschnitte auch bei Anfertigung von Rekonstruktionen nicht gegeben ist; zudem ist dieses Verfahren mit erheblichem Zeit- und Kostenaufwand verbunden.

Als kostengünstige und jederzeit verfügbare Methode eignet sich die Sonographie zum Nachweis extraossärer Tumoranteile.

Die Angiographie hat seit Einführung der Computertomographie in der Metastasendiagnostik nur noch begrenzte Indikationsstellungen:

Vor geplanter Operation zeigt sie Gefäßversorgung und Gefäßmuster des Tumors, in therapeutischer Hinsicht dient sie als Grundlage für eine Embolisation oder intraarterielle Chemotherapie.

Der 3-Phasen-Skelettszintigraphie kommt unseren Erfahrungen nach keine Bedeutung in der Diagnose und Differentialdiagnose von Knochenmetastasen zu, da ein metastasentypisches, differentialdiagnostisch hilfreiches Befundmuster nicht existiert. Zudem läßt diese Methode keine prognostische Aussage hinsichtlich des Effektes der Radiotherapie zu.

Eine exakte Diagnosestellung erfordert eine enge Zusammenarbeit der verschiedenen radiologischen Abteilungen im Sinne einer gemeinsamen Überprüfung und umfassenden Beurteilung der erhobenen Befunde.

4 Therapie von Knochenmetastasen

An therapeutischen Maßnahmen stehen bei ossär metastasierenden Tumoren zur
Verfügung:

1. Hormontherapie bei endokrin abhängigen Tumoren,
2. Chemotherapie,
3. Operative Therapie,
4. Radiotherapie.

4.1 Hormontherapie

Von allen Tumorarten weist das ossär metastasierende Prostatakarzinom nach
Literaturangaben mit einer Ansprechrate von 70%–80% die höchste Erfolgsrate
bei Hormonbehandlung (Östrogene, Antiandrogene, Orchiektomie) auf [181,
241]. Die Ansprechrate beim metastasierenden Mammakarzinom (Antiöstro-
gene, Gestagene, Ovarektomie) hingegen hängt vom Rezeptorstatus der Kranken
ab, sie beträgt nach Literaturangaben [81, 241, 247] bei rezeptorpositiven Patienten 55%–80%, bei rezeptornegativen Kranken nur 5%–10%. Der Wert der
Hormontherapie (Progesteron, Androgene) beim metastasierenden Nierenzellkarzinom ist bei einer Ansprechrate von weniger als 2% umstritten [107, 184]. Die
Nebenwirkungen der Hormontherapie sind relativ gering.

4.2 Chemotherapie

Die Remissionsraten unter Polychemotherapie betragen nach Literaturangaben
beim ossär metastasierenden Prostatakarzinom 30%–50% [32, 58], beim Mammakarzinom 51%–56% [32, 249], beim Nierenzellkarzinom 20%–25% [183,
184] und beim kleinzelligen Bronchialkarzinom 70%–80% [58].

Die Indikation zur Chemotherapie ist individuell zu stellen, das Therapie-
schema ist der betreffenden Tumorart anzupassen, die Nebenwirkungen können
bedrohlich sein.

4.3 Operative Therapie

Eine absolute Indikation zur operativen Therapie von Knochenmetastasen ergibt sich bei pathologischen Frakturen im Bereich der Extremitäten, sofern kein ubiquitärer Skelettbefall vorliegt und die potentielle Überlebenszeit mehr als 2 Monate beträgt [12, 30, 86, 113].

Die prophylaktische Stabilisierung von frakturgefährdeten osteolytischen Metastasen ist abhängig vom Lokalbefund des betroffenen Knochens, dem allgemeinen Zustand des Patienten und der Strahlensensibilität des Primärtumors durchzuführen [12, 86].

Eine operative Intervention im Bereich der Wirbelsäule ist bei Rückenmarkskompression und daraus resultierender Querschnittssymptomatik indiziert [86, 134, 189].

4.4 Radiotherapie

Wenngleich die Strahlenbehandlung im Vergleich zu den systemischen Therapien den Nachteil der lokalen, d. h. auf das Bestrahlungsfeld begrenzten Wirkung hat, führt sie nach Literaturübersichten zu den höchsten Remissionsraten von 50%–90% [72, 73, 134, 160, 186, 215, 216, 239, 244, 253].

Die Radiotherapie kann in Kombination mit Hormon- oder Chemotherapie bzw. bei stabilitätsgefährdeten Destruktionen in Kombination mit chirurgisch-orthopädischen Maßnahmen durchgeführt werden. Die Nebenwirkungen sind bei Verabreichung palliativer Dosen meist gering, jedoch ist bei zusätzlicher Anwendung von Methotrexat, Adriblastin und Bleomycin mit stärkeren lokalen Reaktionen zu rechnen [134, 166]. Osteoradionekrosen sind nach Schocker et al. [216] bei Anwendung energiereicher Strahlung nur zu erwarten, wenn prädisponierende Faktoren wie Infektion, Trauma oder ausgeprägte Durchblutungsstörungen am bestrahlten Knochen vorliegen.

4.4.1 Indikation zur Radiotherapie

Die Indikation zur Strahlentherapie von Skelettmetastasen ergibt sich bei:

1. vorhandener Schmerzsymptomatik, die mit neurologischen Ausfallserscheinungen kombiniert sein kann,
2. Frakturgefahr,
3. bereits eingetretener pathologischer Fraktur, wenn ein operatives Vorgehen infolge einer multiplen Lokalisation, eines fortgeschrittenen Tumorleidens, eines reduzierten Allgemeinzustandes des Patienten und zu erwartender kurzer Überlebenszeit nicht in Frage kommt.
4. Nach operativer interner Fixation ist eine Nachbestrahlung angezeigt, wenn eine radikale Tumorausräumung nicht gewährleistet ist [72, 73, 86, 134, 189, 216, 244].

4.4.2 Strahlentherapeutische Taktik und Technik

Perkutane Radiotherapie von Knochenmetastasen

Die Strahlentherapie von Knochenmetastasen erfordert die Anwendung energiereicher *Strahlenqualitäten,* im allgemeinen Kobalt-60-Gammastrahlen und ultraharte Röntgenstrahlen, während eine Elektronenbestrahlung bei oberflächlich gelegenen Knochentumoren im Bereich der Rippen und Schädelknochen in Betracht kommt [134, 244, 250].

Primär operativ mit Tumorausräumung, Osteosynthese und Palacos versorgte Metastasen stellen bei Anwendung energiereicher Strahlung keine Kontraindikation für die Radiotherapie dar [104, 209, 216, 244]. Die zu wählende *Strahlendosis* ist abhängig von der Zielsetzung – kurative oder palliative Behandlung.

Eine *kurative Zielsetzung* ergibt sich bei solitären Knochenmetastasen, wobei die Gesamtdosis, meist 50–60 Gy, der Strahlenempfindlichkeit des Primärtumors anzupassen ist [134, 216, 244, 255].

Häufig handelt es sich infolge multipler Skelettaffektionen um eine *palliative Therapie* mit Dosen von 30–40 Gy mit dem Ziel, eine Analgesie zu erreichen und durch Tumorrückbildung eine Immobilisation des Patienten zu verhindern oder eine bestehende Bewegungseinschränkung aufzuheben [134, 215, 216]. Die reine Schmerzbestrahlung mit Gesamtdosen unter 20 Gy findet bei diffuser Knochenmetastasierung Anwendung. Nach Fitzpatrick [60] führt bei ausgeprägter Skelettmetastasierung eine Halbkörperbestrahlung mit Dosen von 7–10 Gy zu einer deutlichen Schmerzbeeinflussung. Infolge ihrer Nebenwirkungen im Sinne eines akuten Strahlensyndroms ist diese Methode jedoch nicht ohne Risiken.

Die übliche *Fraktionierung* beträgt 5mal 2 Gy bzw. 4mal 2,5–3 Gy wöchentlich. Im Hinblick auf die nur noch gering zu erwartende Überlebenszeit wird die Einzeitbestrahlung mit 8–15 Gy von mehreren Autoren empfohlen [3, 190, 197, 242]. Kurzzeitbestrahlungen in wenigen Fraktionen mit 15–25 Gy/Woche, 30 Gy/2 Wochen und 40 Gy/3 Wochen bewirken nach einer randomisierten Studie der Radiation Therapy Oncology Group [98] den gleichen analgetischen Effekt wie die konventionelle Fraktionierung mit 15mal 2,7 Gy und 10mal 3 Gy in 2–3 Wochen. Die Wirkungsdauer kurzer Bestrahlungsserien mit hohen Einzeldosen und einer Gesamtdosis von ca. 20 Gy ist jedoch nach Schocker et al. [216] und Haase et al. [86] im Vergleich zur höher fraktionierten Bestrahlung mit einer Gesamtdosis von ca. 30–40 Gy geringer. Die analgetische Wirkung der Strahlentherapie tritt nach Qasim [197], Yarnold et al. [253] und Pandova et al. [186] bei Einzeit- und Kurzzeitbestrahlungen mit höheren Einzeldosen früher ein als bei konventioneller Fraktionierung.

Als Bestrahlungstechnik kommen Einzelstehfeldbestrahlung, Gegenfeldbestrahlung, Mehrfelderbestrahlung mit Keilfiltern und Bewegungsbestrahlung zur Anwendung.

Nuklearmedizinische Therapie von Knochenmetastasen

Als palliative Maßnahme mit dem Ziel der Schmerzlinderung kann bei generalisierter Skelettmetastasierung, unabhängig von der Histologie des Primärtumors, eine Radionuklidbehandlung mit den osteotropen Radionukliden ^{89}Sr und ^{32}P durchgeführt werden. Voraussetzung ist, daß die Läsionen im Knochenszintigramm eine intensive Aktivitätsanreicherung aufweisen [113, 117].

Bei Knochenmetastasen eines differenzierten Schilddrüsenkarzinoms, die häufig die Fähigkeit der Jodanreicherung besitzen, kann eine nuklearmedizinische Therapie mit ^{131}J mit kurativer Zielsetzung durchgeführt werden. Wenngleich eine vollständige Tumorrückbildung relativ selten erreicht wird, kann in den meisten Fällen eine deutliche Schmerzremission erzielt werden [77, 117]. Als Nebenwirkung kann eine Depression der Hämatopoese auftreten.

4.4.3 Effekt der Radiotherapie

Der Effekt der Strahlentherapie äußert sich in einer Schmerzbeeinflussung, einer Beeinflussung des Tumorwachstums und einer Remineralisation osteolytischer Metastasen [72, 134, 216].

Die analgetische Wirkung beruht auf einer Beeinflussung der Nozirezeptoren im Periost und der autonomen Nerven, auf Elektrolytverschiebungen an den Nervenendigungen und auf der Umwandlung einer schmerzauslösenden Gewebsazidose in eine Alkalose mit Übergang in das neutrale pH [134].

Der reparative Knochenprozeß im Anschluß an eine Bestrahlung läßt sich auf Röntgenverlaufskontrollen in einer mehr oder weniger ausgeprägten Dichtezunahme von Osteolysen mit Rekonstruktion der normalen Knochenstruktur dokumentieren.

Matsubayashi [159] beschrieb 1981 den histopathologischen Effekt der Radiotherapie in Korrelation zum Röntgenbefund anhand autoptisch gewonnener Knochenpräparate von Patienten, die wegen Knochenmetastasen mit Gesamtdosen von 16−52 Gy bestrahlt worden waren. Demnach beinhaltet der reparative Knochenprozeß 4 verschiedene Stadien:

1. Degeneration und Nekrose der Tumorzellen, die durch proliferierendes Bindegewebe ersetzt werden,
2. Aggregation von Kollagenfasern innerhalb eines kapillarreichen Bindegewebes,
3. Mineralisation der Kollagenfasern und Umwandlung in geordnete Knochenbälkchen mit osteoplastischem Rand,
4. Reifung des Geflechtknochens und Ersatz durch vollwertiges lamelläres Knochengewebe.

Nach Literaturübersichten führt die Strahlenbehandlung von Knochenmetastasen ab einer Herddosis von 20 Gy bei ca. 90% der Patienten zu einem Schmerzrückgang, in ca. 50% zu einer Remineralisation und in ca. 80% zu einer Stabilisierung vorher progredienter Läsionen [30, 72, 73, 86, 98, 134, 215, 216, 239, 244].

Nach Haase et al. [86], Garmatis et al. [72], Deemarsky et al. [48] und Schocker et al. [216] sind Zeichen einer Rekalzifizierung röntgenologisch 3−6 Wochen bzw. 3−4 Monate nach Beendigung der Radiotherapie nachzuweisen.

5 Klinische Ergebnisse bei Radiotherapie von Knochenmetastasen

5.1 Konventionelle Fraktionierung

5.1.1 Problemstellung und Zielsetzung

Der Effekt der Radiotherapie beruht auf einer analgetischen Wirkung, einer Beeinflussung des Tumorwachstums und einer Remineralisation osteolytischer Metastasen. Ziel einer wirksamen Behandlung muß daher sein:

1. eine Schmerzbeeinflussung,
2. eine funktionelle Wiederherstellung im Sinne einer Verhinderung oder sogar Beseitigung frakturbedingter Immobilisierung des Patienten.

Während in zahlreichen Literaturbeiträgen ausführlich der analgetische Effekt der Strahlentherapie bei ossärer Metastasierung behandelt wird [3, 18, 30, 49, 60, 73, 81, 95, 98, 186, 189, 190, 197, 215, 216, 237, 239, 242, 253], beinhaltet nur eine geringe Anzahl von Publikationen den objektiven, röntgenologisch an einer Rekalzifizierung verifizierbaren Therapieeffekt [13, 22, 30, 48, 72, 95, 166, 203, 250]. Hinzu kommt, daß diese Studien ein heterogenes, unterschiedlich großes Patientengut betreffen (20–200 Fälle), zudem eine mögliche Beziehung zwischen Bestrahlungseffekt und Histologie des Primärtumors sowie Lokalisation und Häufigkeit der Knochenmetastasen außer acht lassen.

Anhand eines umfangreichen, statistisch auswertbaren Patientenkollektivs sollen subjektive (Schmerzbeeinflussung) und objektive (Rekalzifizierung) Wirkung der Strahlentherapie in Abhängigkeit von der Histologie des Primärtumors erfaßt werden und die Dauer des positiven Therapieeffektes in Beziehung zur Überlebenszeit der Patienten gesetzt werden.

Es soll überprüft werden, ob der Effekt der Radiotherapie von der Lokalisation und Häufigkeit der Skelettmetastasen beeinflußt wird. Zusätzlich ist die Effektivität der Strahlentherapie bei belastungsinstabilen Destruktionen zu untersuchen.

Aus diesen Ergebnissen sollen Rückschlüsse auf Indikation und Stellenwert der Radiotherapie im therapeutischen Konzept gezogen werden.

5.1.2 Patientengut

Die für die Retrospektivstudie ausgewerteten Befunde wurden an insgesamt 239 Patienten im Alter von 28–82 Jahren (Durchschnittsalter 56 Jahre) erhoben, die im Zeitraum von Januar 1980 bis Januar 1985 an der Universitäts-Strahlenklinik Heidelberg wegen ossärer Metastasen mit insgesamt 578 Bestrahlungsfeldern behandelt wurden. Kriterien für die Aufnahme in die Studie waren:

1. histologisch gesicherter Primärtumor: Nierenzellkarzinom, Prostatakarzinom, Mammakarzinom, Bronchialkarzinom,
2. Bestrahlung röntgenologisch gesicherter Knochenmetastasen mit einer Gesamtherddosis von 30–50 Gy in Einzeldosen von 2–3 Gy,
3. Verlaufsbeobachtungen der Schmerzsymptomatik,

4. röntgenologische Verlaufskontrollen über einen Zeitraum von mindestens 2 Monaten nach Abschluß der Radiotherapie,
5. visuelle Auswertung des röntgenologischen Befundes bei jedem Patienten mindestens 18 Monate oder bis zu seinem Ableben.

Histologie des Primärtumors

Als Primärtumor lag bei 186 Patientinnen ein Mammakarzinom, bei 21 Patienten ein Bronchialkarzinom, bei 20 Patienten ein Nierenzellkarzinom und bei 12 Patienten ein Prostatakarzinom vor. Die topographische Verteilung der bestrahlten Skelettmetastasen in Abhängigkeit vom Primärtumor gibt Tabelle 27 wieder.

Tabelle 27. Topographische Verteilung der bestrahlten Metastasen/Primärtumor (n = 578)

	Mamma- karzinom n = 494	Nierenzell- karzinom n = 36	Bronchial- karzinom n = 25	Prostata- karzinom n = 23
Wirbelsäule	223	17	17	9
Becken	148	11	5	11
Extremitäten	114	6	1	2
Schädelbasis	3	—	—	—
Schädel	2	—	1	1
Sternum	2	—	—	—
Rippen	2	2	1	—

Metastasierungsform und Häufigkeit

Die bestrahlten Knochenmetastasen stellten sich prätherapeutisch bei sämtlichen Primärtumoren in der überwiegenden Mehrheit (80%) als Osteolysen dar. Gemischtförmige, seltener osteoplastische Metastasen fanden sich beim Prostata-, Mamma-, und Bronchialkarzinom, in keinem Fall beim Hypernephrom. Eine lokale extraossäre Tumorausbreitung zeigten 39% (11/36) der Hypernephrommetastasen, während der prozentuale Anteil dieser Metastasierungsform bei den übrigen Primärtumoren bei 7–11% lag. Weitaus am häufigsten fanden sich vor allem bei Mamma- und Prostatakarzinom zum Zeitpunkt der Strahlentherapie bereits multiple Knochenmetastasen (Tabelle 28). Ein größerer prozentualer Anteil von Solitärmetastasen fand sich beim Hypernephrom und Bronchialkarzinom. Zum Zeitpunkt der Strahlentherapie bestanden neben den Skelettmetastasen auch viszerale Metastasen bei 38% (n = 71) der Mammakarzinompatienten, bei 55% (n = 11) der Nierenzellkarzinompatienten, bei 25% (n = 3) der Prostatakarzinompatienten und bei 48% (n = 10) der Bronchialkarzinompatienten.

Tabelle 28. Metastasenhäufigkeit in Abhängigkeit vom Primärtumor

	Solitäre Knochenmetastasen		Multiple Knochenmetastasen	
	n	[%]	n	[%]
Mammakarzinom	30	6	464	94
Hypernephrom	7	19	29	80
Bronchialkarzinom	4	16	21	84
Prostatakarzinom	—	—	23	100
Gesamt	41	7	537	93

Tabelle 29. Topographische Verteilung frakturgefährdeter Skelettmetastasen (n = 128)

	Primärtumor			
	Mamma- karzinom n	Bronchial- karzinom n	Nierenzell- karzinom n	Prostata- karzinom n
Wirbelsäule	48	6	11	4
Becken	40	1	2	2
Extremitäten	29	1	4	–
Gesamt	97 (20%)	8 (32%)	17 (47%)	6 (26%)

Tabelle 30. Topographische Verteilung pathologischer Frakturen bei Skelettmetastasen (n = 90)

	Primärtumor			
	Mamma- karzinom n	Bronchial- karzinom n	Nierenzell- karzinom n	Prostata- karzinom n
Wirbelsäule	59	7	4	3
Becken	10	1	1	–
Extremitäten	4	–	1	–
Gesamt	73 (15%)	8 (32%)	6 (17%)	3 (13%)

Frakturgefährdete Skelettläsionen und pathologische Frakturen

Insgesamt handelte es sich um 128 belastungsinstabile Knochendestruktionen und 90 Skelettregionen, die bereits eine pathologische Fraktur aufwiesen. Die topographische Verteilung frakturgefährdeter und frakturierter Skelettmetastasen sowie deren prozentualen Anteil für die verschiedenen Primärtumoren zeigen Tabelle 29 und 30. Es zeigt sich, daß die weitaus häufigste Lokalisation pathologischer Frakturen und frakturgefährdeter Skelettläsionen bei allen Primärtumoren im Bereich der Wirbelsäule lag.

5.1.3 Methodik

Strahlentherapeutische Taktik und Technik

Die Bestrahlungstherapie erfolgte bei nahezu allen Patienten mit Kobalt-60-Gammastrahlen, bei 1% der Läsionen mit 42 MeV-Röntgenstrahlen eines Betatrons und bei ca. 2% der Destruktionen mit 15–20 MeV-Elektronen eines Betatrons. Bei einer Einzeldosis von 2–3 Gy und einer Wochendosis von maximal 10 Gy wurde in nahezu allen Fällen eine Gesamtdosis von durchschnittlich 40 Gy bei multiplen Läsionen und 50 Gy bei solitären Läsionen appliziert, im Falle eines Nierenzellkarzinoms wurde die Dosis bis zu 54 Gy erhöht (NSD 1188 ret–1589 ret).

Belastungsinstabile Destruktionen wurden abhängig von ihrer Lokalisation und Ausdehnung konservativ mit Gipsverband, stabilisierender Orthese oder Flachlagerung behandelt. Alle Patienten mit Mamma- und Prostatakarzinom, ein geringer Anteil der Patienten mit Bronchial- und Nierenzellkarzinom erhielten zusätzlich Hormon- oder Chemotherapie.

Beurteilung des Therapieeffektes

Zur Verlaufskontrolle der bestrahlten Läsionen wurden Röntgenaufnahmen vor Beginn, unmittelbar nach Abschluß der Bestrahlung, innerhalb der folgenden 8 Wochen und dann in weiteren 2monatlichen Intervallen herangezogen. Der röntgenologisch objektivierbare Bestrahlungseffekt wurde unter Berücksichtigung belastungsinstabiler Skelettregionen in 4 Kategorien unterteilt:

1. Ausgeprägte Remineralisation, Belastungsfähigkeit ohne Orthese.
2. Mäßige Remineralisation, Mobilisation mit orthetischer Versorgung.
3. Stabilisierung vorher progredienter Destruktionen. Teilmobilisation unter Orthese.
4. Progression der bestrahlten Metastasen.

Zur Objektivierung der allein oder vorwiegend auf die Strahlentherapie zurückzuführenden Remineralisation von Osteolysen wurde über den gleichen Zeitraum das Verhalten bestrahlter und nichtbestrahlter Knochenmetastasen miteinander verglichen. Die Beurteilung der Schmerzbeeinflussung erfolgte nach den persönlichen Angaben der Patienten unter Berücksichtigung des Analgetikaverbrauchs aus den Krankenakten.

Der subjektive Therapieeffekt wurde in Schmerzfreiheit, Schmerzlinderung, Status idem und Befundverschlechterung unterteilt.

Die *statistische Bearbeitung* erfolgte nach folgenden Methoden:

1. Die Analyse von Kontingenztafeln des Typs $r \cdot c$.

Die Auswertung des ersten Teils der Studie über die Beeinflussung des Therapieeffektes durch die Variation in der Histologie des Primärtumors bzw. in der Lokalisation und Häufigkeit der Knochenmetastasen wurde als Homogenitätstest der allgemeinen Kontingenztafeln des Typs $r \cdot c$ aufgefaßt. Hier bietet sich der χ^2-Test an, der nur von der Anzahl der Ausprägungen der einzelnen Variablen abhängt.

Die Prüfgröße ist:

$$\hat{\chi}^2 = n \left[\sum_{i=1}^{r} \sum_{j=1}^{c} \frac{n_{ij}^2}{n_{i.} \, n_{.j}} - 1 \right]$$

Hierin bedeutet:
n = Umfang der Stichprobe,
n_{ij} = Besetzungszahl des Feldes in der i-ten Zeile und der j-ten Spalte;
n_{i} = Summe der Besetzungszahlen der i-ten Zeile (Zeilensumme);
n_{j} = Summe der Besetzungszahlen der j-ten Spalte (Spaltensumme);
$n_{i} n_{j}$ = Produkt der Randsummen.

Unter der Annahme der Nullhypothese auf Homogenität ist die obige Prüfgröße χ^2 wie das tabelliert vorliegende χ^2 mit $(r-1)(c-1)$ Freiheitsgraden verteilt.

Hierin bedeutet:
r = Anzahl der Ausprägungen des 1. Merkmals,
c = Anzahl der Ausprägungen des 2. Merkmals.

Die dem experimentell ermittelten Wert entsprechende Irrtumswahrscheinlichkeit ist der entsprechenden Tabelle der χ^2-Signifikanzschranke [208] zu entnehmen.

2. Überlebenskurven.

Eine der typischen Eigenschaften der Daten, die Information über die Überlebenszeiten der Patienten beinhalten, ist die Erfassung noch lebender Patienten. Diese Tatsache muß bei dem Entwurf der entsprechenden Teststatistiken berücksichtigt werden. Durch die Option für „right – censored observations" wird in der „procedure LIFETEST" des statistischen Pakets SAS [211] dieses Problem hervorragend gelöst. Die „procedure LIFETEST" ermöglicht die Erstellung und den Vergleich von „survival distribution function" (SDF) von 2 oder mehreren Patientengruppen. Die SDF ist folgendermaßen definiert:
$S(X) = \text{Prob}(T > X)$

Für den Vergleich der Überlebenskurven der unterschiedlichen Patientengruppen stehen in der „procedure LIFETEST" mehrere Tests zur Verfügung.

In unserer Arbeit wurde der nichtparametrische Wilcoxon-Test der Homogenität („Wilcoxon rank test") eingesetzt, der erfahrungsgemäß sehr stabile Ergebnisse liefert.

5.1.4 Ergebnisse

Subjektiver Therapieeffekt

Insgesamt fand sich eine Schmerzbeeinflussung durch Radiotherapie in 74,5% der Fälle, wobei in 30% eine komplette Schmerzfreiheit und in 44,5% eine Schmerzlinderung erzielt werden konnte.

Die Befundbesserung trat in der Regel 2–3 Wochen nach Beginn der Radiotherapie ein und hielt durchschnittlich 13 Monate an. Eine fehlende Beeinflussung der Schmerzsymptomatik bestand in 22,9% aller Fälle, eine Verschlechterung des subjektiven Befundes in 2,6%. In allen Fällen mit Befundverschlechterung lag eine ubiquitäre Skelettmetastasierung und eine viszerale Metastasierung vor. Der fehlende Therapieeffekt könnte somit durch eine Schmerzüberlagerung infolge des fortgeschrittenen Tumorleidens erklärt werden. In 7 Fällen (Mammakarzinom) konnte der subjektive Therapieeffekt nicht beurteilt werden, da die Indikation zur Strahlentherapie bei fehlender Schmerzsymptomatik aufgrund einer Stabilitätsgefährdung gestellt worden war.

Den subjektiven Therapieeffekt in Abhängigkeit von der Histologie des Primärtumors gibt Tabelle 31 wieder. Es zeigt sich, daß die Schmerzbeeinflussung bei Patienten mit Bronchialkarzinom geringer als bei den übrigen Tumorarten war. Um eine eventuelle Abhängigkeit der Schmerzbeeinflussung von der Histologie des Primärtumors statistisch erfassen zu können, wurde ein χ^2-Test für die Tabelle 31 durchgeführt. Für die $(4-1)(4-1)=9$ Freiheitsgrade beträgt der χ^2-Test 6,048, was einer Irrtumswahrscheinlichkeit von lediglich 0,735 entspricht. Daraus folgt, daß in unserem Kollektiv mit hoher Wahrscheinlichkeit kein Zusammenhang zwischen Schmerzbeeinflussung durch die Radiotherapie und der Histologie des Primärtumors besteht.

Tabelle 31. Subjektiver Therapieeffekt in Abhängigkeit von der Histologie des Primärtumors

	Mamma-karzinom		Bronchial-karzinom		Nierenzell-karzinom		Prostata-karzinom	
	n	[%]	n	[%]	n	[%]	n	[%]
Schmerzfreiheit	152	31	4	16	11	31	4	17
Schmerzlinderung	211	43	13	52	16	44	14	61
Status idem	111	23	7	28	8	22	5	22
Verschlechterung	13	3	1	4	1	3		—
Gesamt	487		25		36		23	

$\chi^2 = 6{,}048$, p $= 0{,}735$, FG $= 9$

Objektiver Therapieeffekt bezogen auf das Gesamtkollektiv
der bestrahlten Skelettregionen

Bezogen auf die Gesamtzahl von 578 Bestrahlungsfeldern fand sich in 55,1%
(319/578) eine Remineralisation der bestrahlten Metastasen bei Status idem oder
Progression der nicht bestrahlten Läsionen. 19 metastatisch befallene Skelettregionen beim Mammakarzinom (4%) zeigten unter Hormontherapie eine identi-
sche Rekalzifizierung der nicht bestrahlten Metastasen, so daß diese Fälle in der
Wirkung der Strahlentherapie nicht berücksichtigt wurden.

34,9% (202/578) der bestrahlten Skelettabschnitte zeigten bei vorher progredienter Metastasierung anhand röntgenologischer Verlaufskontrollen einen unveränderten Befund, so daß eine Immobilisierung der Patienten verhindert werden konnte oder zumindest eine weitere Teilbelastung unter Orthese möglich war.
Somit ergab sich bei 90% unseres Patientenkollektivs eine Befundbesserung insofern, als eine weitere Funktionseinschränkung der betroffenen Skelettabschnitte
verhindert werden konnte.

Lediglich 6% der bestrahlten Skelettmetastasen waren unter und nach Strahlentherapie progredient. Alle diese Patienten verstarben infolge des fortgeschrittenen Tumorleidens innerhalb von 6 Monaten nach Beendigung der Strahlentherapie.

Objektiver Therapieeffekt bezogen auf die Histologie des Primärtumors

Tabelle 32 zeigt den röntgenologisch verifizierten Effekt der Radiotherapie bezogen auf die verschiedenen Primärtumoren. Demnach fand sich bei einer Rate von
62% am häufigsten eine Rekalzifizierung bestrahlter Metastasen beim Mammakarzinom. Ähnlich gute Ergebnisse bestanden bei Prostatakarzinommetastasen
mit einer Rekalzifizierungsrate von 57%, während Metastasen beim Bronchialkarzinom lediglich in 28% eine Remineralisation erkennen ließen. Die schlechtesten Ergebnisse wurden bei den Patienten mit Nierenzellkarzinom erzielt, indem
lediglich 11% der bestrahlten Skelettabschnitte röntgenologisch eine Reminerali-

Tabelle 32. Objektiver Therapieeffekt bei bestrahlten Knochenmetastasen bezogen auf die
Histologie des Primärtumors[a] (n = 559)

	Mamma-karzinom n = 475[a]	Bronchial-karzinom n = 25	Nierenzell-karzinom n = 36	Prostata-karzinom n = 23
Remineralisation	295	7	4	13
Status idem	145	18	29	10
Progression	35	–	3	–

[a] Nicht berücksichtigt wurden 19 Patientinnen mit Mammakarzinom, die unter Hormontherapie eine Rekalzifizierung bestrahlter und nichtbestrahlter Knochenmetastasen aufwiesen.

$\chi^2 = 55,78$, p < 0,0001, FG = 6

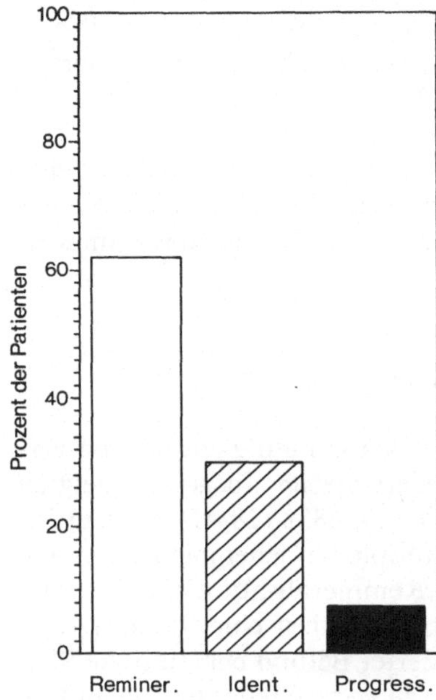
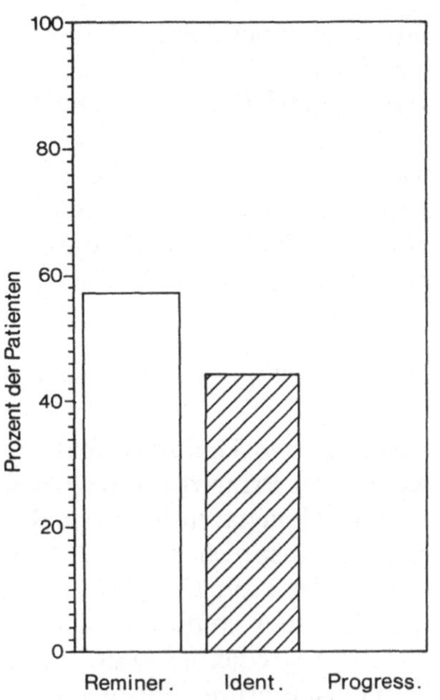

Abb. 23. Bestrahlungseffekt bei Patienten mit ossär metastasierendem Mammakarzinom (n = 475)

Abb. 24. Bestrahlungseffekt bei Patienten mit ossär metastasierendem Prostatakarzinom (n = 23)

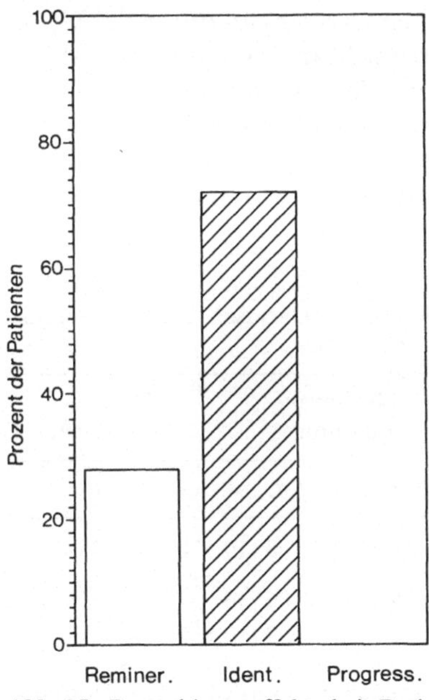
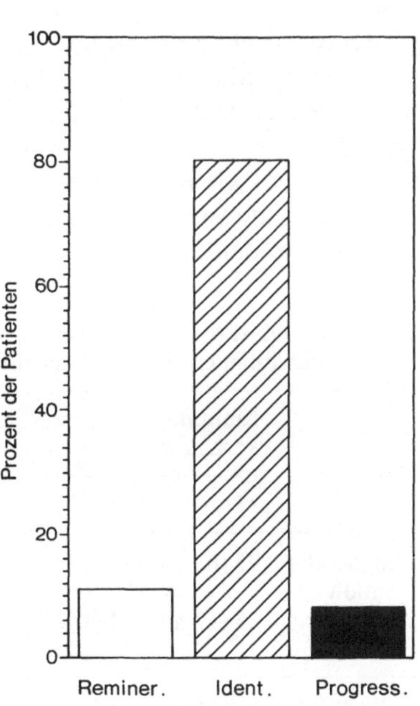

Abb. 25. Bestrahlungseffekt bei Patienten mit ossär metastasierendem Bronchialkarzinom (n = 25)

Abb. 26. Bestrahlungseffekt bei Patienten mit ossär metastasierendem Nierenzellkarzinom (n = 36)

sation erkennen ließen. Um eine eventuelle Abhängigkeit des objektiven Therapieeffektes von der Lokalisation des Primärtumors statistisch erfassen zu können, wurde ein χ^2-Homogenitätstest für die Tabelle 32 durchgeführt.

Für die $(3-1)(4-1)=6$ Freiheitsgrade beträgt der errechnete χ^2-Wert 55,78, was einer Irrtumswahrscheinlichkeit von $<0,001$ entspricht. Daraus folgt, daß signifikante Unterschiede in der objektiven Ansprechrate bestehen und somit der objektive Therapieerfolg wesentlich von der Lage bzw. Histologie des Primärtumors abhängt (Abb. 23–26).

Objektiver Therapieeffekt bezogen auf die Metastasenhäufigkeit

Der objektive Therapieeffekt bezogen auf die Metastasenhäufigkeit bei den verschiedenen Primärtumoren ist in Tabelle 33 wiedergegeben. Insgesamt zeigten solitäre Metastasen bei einer Rekalzifizierungsrate von 68% (28/41) ein deutlich besseres Ansprechen auf die Radiotherapie als multiple Knochenmetastasen, die in 56% der Fälle (291/518) röntgenologisch eine Remineralisation erkennen ließen. 32% der solitären Läsionen (13/41) zeigten zumindest eine Stabilisierung vorher progredienter Destruktionen; ein unveränderter Befund bei multipler Skelettmetastasierung hingegen war in 37% (189/518) zu verzeichnen. In keinem Fall fand sich nach Strahlentherapie bei solitärer Metastasierung eine Progression des Befundes, während bei multiplen Affektionen in 7% (38/518) eine Befundverschlechterung an den bestrahlten Skelettabschnitten röntgenologisch verifiziert wurde.

Die eventuelle Beeinflussung des objektiven Therapieeffektes durch die Metastasenhäufigkeit wurde für Knochenmetastasen beim Mammakarzinom (Tabelle 33) statistisch bearbeitet. (Auf eine Teststatistik bei den übrigen Primärtumoren wurde verzichtet, da es sich bei diesen Kollektiven um zu kleine Stichprobenumfänge und zu kleine Irrtumswahrscheinlichkeiten handelt.) Den $(3-1)(2-1)=2$ Freiheitsgraden und dem χ^2-Wert von 6,698 entspricht die Irrtumswahrscheinlichkeit von 0,035.

Tabelle 33. Objektiver Therapieeffekt bei bestrahlten Knochenmetastasen bezogen auf die Metastasenhäufigkeit der verschiedenen Primärtumoren[a] (n = 559)

	Mamma-karzinom		Bronchial-karzinom		Nierenzell-karzinom		Prostata-karzinom	
	s[b]	m[c]	s	m	s	m	s	m
Remineralisation	25 (83%)	270 (61%)	2 (50%)	5 (24%)	1 (14%)	3 (10,5%)	–	13 (57%)
Status idem	5 (17%)	140 (31%)	2 (50%)	16 (76%)	6 (86%)	23 (79%)	–	10 (43%)
Progression	–	35 (8%)	–	–	–	3 (10,5%)	–	–

[a] Nicht berücksichtigt wurden 19 Patientinnen mit Mammakarzinom, die unter Hormontherapie eine Rekalzifizierung bestrahlter und nicht bestrahlter Knochenmetastasen aufwiesen.
[b] Solitäre Metastasen.
[c] Multiple Metastasen.

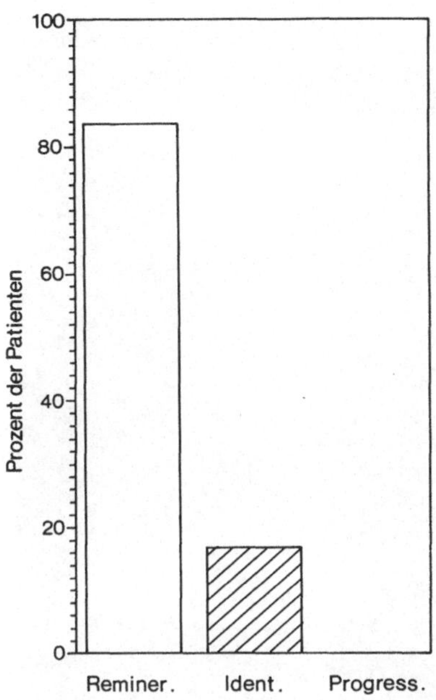

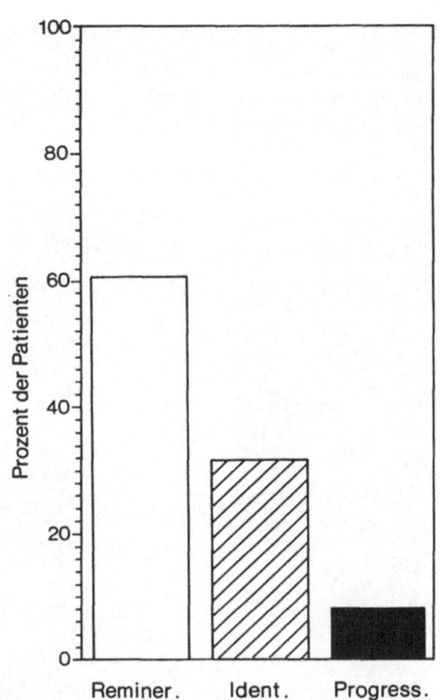

Abb. 27. Bestrahlungseffekt bei Patienten mit ossär metastasierendem Mammakarzinom. Solitäre Metastasen (n = 30)

Abb. 28. Bestrahlungseffekt bei Patienten mit ossär metastasierendem Mammakarzinom. Multiple Metastasen (n = 445)

Es bestehen somit signifikante Unterschiede dahingehend, daß solitäre Knochenmetastasen besser remineralisieren als multiple Affektionen (Abb. 27 und 28).

Objektiver Therapieeffekt bezogen auf die Lokalisation bestrahlter Metastasen

Den objektiven Therapieeffekt bezogen auf die Lokalisation der bestrahlten Knochenmetastasen zeigt Tabelle 34. Demnach fand sich bei einem prozentualen Anteil von 62,5% (163/261) am häufigsten eine Remineralisation im Bereich der Wirbelsäulenmetastasen (Abb. 29 a, b). Im Bereich des Beckens wurden bei einer Rekalzifizierungsrate von 58% (95/164) ebenfalls gute Ergebnisse erzielt. Ein unveränderter Befund, d. h. Stillstand vorher progredienter Destruktionen, fand sich in beiden Skelettabschnitten in ähnlicher prozentualer Verteilung, indem im Bereich der Wirbelsäule ein Status idem (z. T. noch nach 12 Monaten) in 31% (81/261) und im Bereich des Beckens in 37% (61/164) angetroffen wurde. Eine Progression im Bereich bestrahlter Wirbelsäulenmetastasen zeigte sich in 6,5% der Fälle (17/261), im Bereich des Beckens in 5% (8/164).

Extremitätenmetastasen ließen lediglich in 47% (56/120) röntgenologisch eine Rekalzifizierung (Abb. 30) und in 43% (52/120) einen unveränderten Befund erkennen. In 10% (12/120) der Extremitätenmetastasen fand sich eine Progression. Bei Patienten mit Mammakarzinom wurde der objektive Bestrahlungseffekt in Abhängigkeit von der Lokalisation der bestrahlten Knochenmetastasen (Ta-

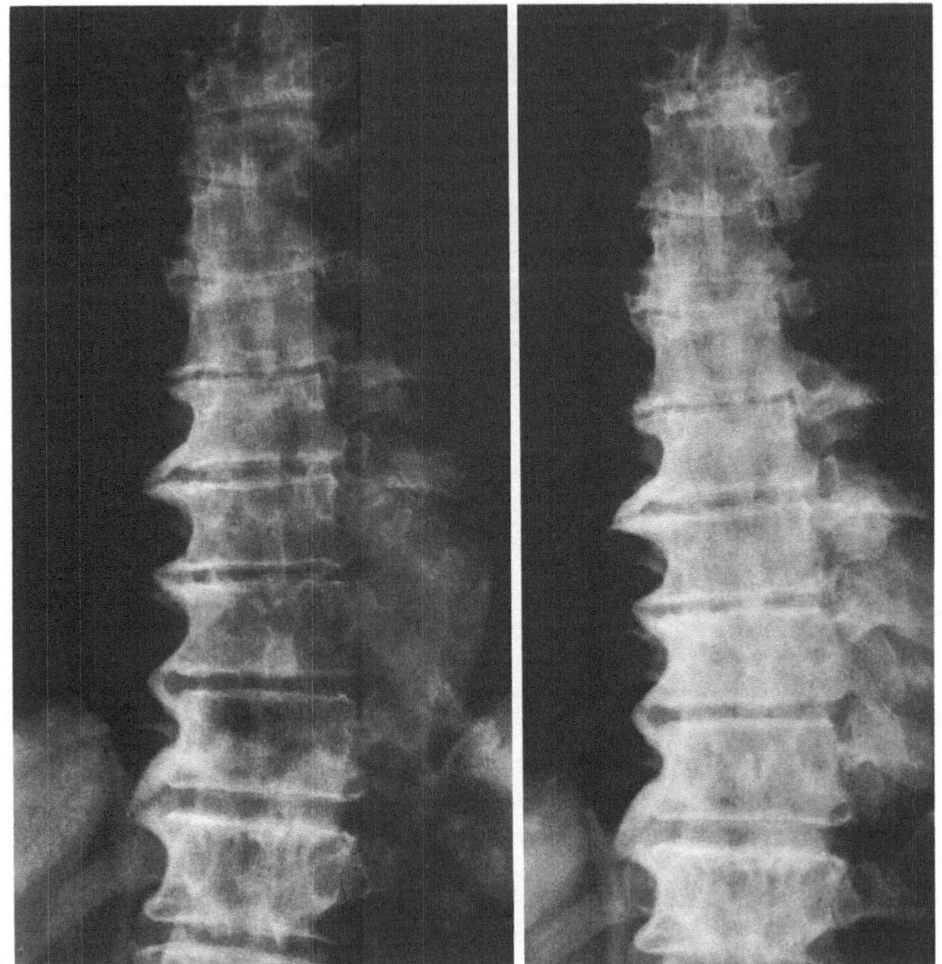

Abb. 29a, b. Rekalzifizierung einer osteolytischen Metastase an BWK 10. Links. **a** Ausgangsbefund. **b** Kontrolle 6 Monate nach Radiotherapie

belle 34) statistisch bearbeitet. (Bei den übrigen Primärtumoren wurde auf eine Teststatistik verzichtet, da es sich bei diesen Kollektiven wiederum um zu kleine Stichprobenumfänge und zu kleine Irrtumswahrscheinlichkeiten handelt. Desgleichen wurden Mammakarzinommetastasen im Bereich der Schädelkalotte, Schädelbasis, des Sternums und der Rippen auf Grund der geringen Fallzahl im χ^2-Test nicht berücksichtigt.) Bei $(3-1)(3-1)=4$ Freiheitsgraden und einem χ^2-Wert von 14,268 entspricht die Irrtumswahrscheinlichkeit 0,006.

Somit bestehen in unserem Kollektiv statistisch signifikante Zusammenhänge zwischen Lokalisation der Metastasen und objektivem Bestrahlungseffekt dahingehend, daß osteolytische Destruktionen der Wirbelsäule und des Beckens besser remineralisieren als Läsionen im Bereich der Extremitäten (Abb. 31–33).

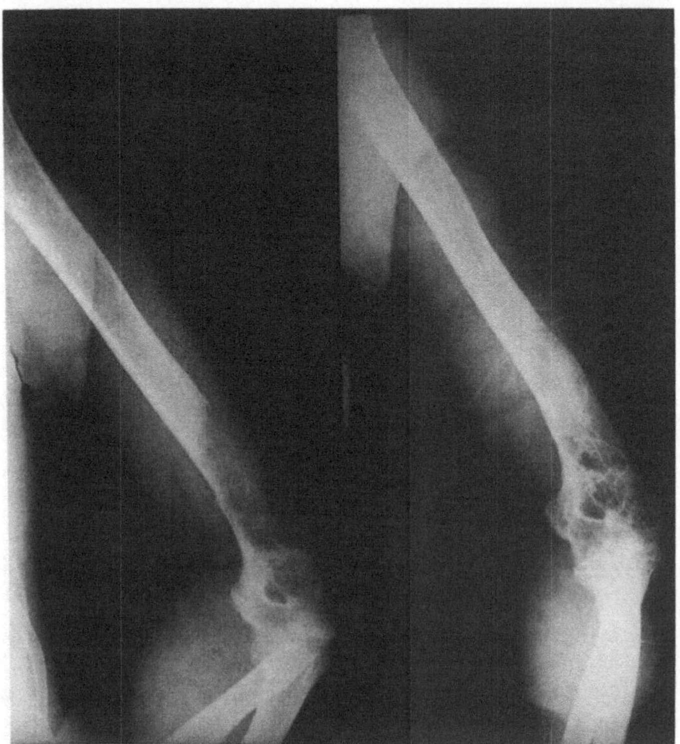

Abb. 30. Pathologische Fraktur einer osteolytischen Metastase. *Links:* vor Strahlentherapie. *Rechts:* Rekalzifizierung mit knöcherner Durchbauung des Frakturspaltes nach Radiotherapie mit 40 Gy

Tabelle 34. Objektiver Therapieeffekt der Radiotherapie bezogen auf die Lokalisation der bestrahlten Metastasen/Primärtumor[a] (n = 559)

	Mamma-karzinom			Bronchial-karzinom			Nierenzell-karzinom			Prostata-karzinom		
	R[b]	J[c]	P[d]	R	J	P	R	J	P	R	J	P
Wirbelsäule	151	51	16	5	12	—	1	15	1	6	3	—
Becken	84	46	7	2	3	—	3	7	1	6	5	—
Extremitäten	55	45	11	—	1	—	—	5	1	1	1	—
Schädelbasis	1	1	1	—	—	—	—	—	—	—	—	—
Schädelkalotte	1	1	—	—	1	—	—	—	—	—	1	—
Rippen	1	1	—	—	1	—	—	2	—	—	—	—
Sternum	2	—	—	—	—	—	—	—	—	—	—	—
Gesamt	295	145	35	7	18	—	4	29	3	13	10	—

[a] Die differenten Zahlenangaben zu Tabelle 27 erklären sich dadurch, daß 19 Patientinnen mit Mammakarzinom, die unter Hormontherapie eine Rekalzifizierung bestrahlter und nicht bestrahlter Metastasen aufwiesen, in dieser Tabelle nicht berücksichtigt wurden.
[b] R = Remineralisation.
[c] J = Status idem.
[d] P = Progression.

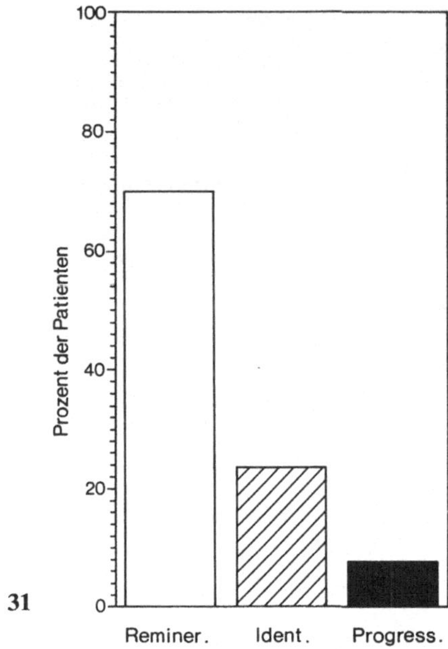

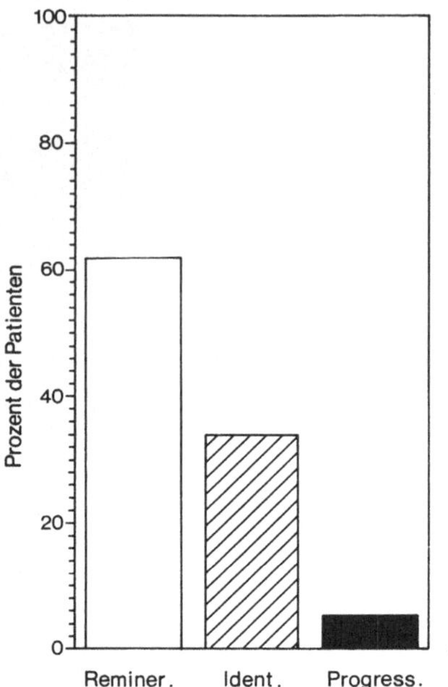

Abb. 31. Bestrahlungseffekt in Abhängigkeit von der Lokalisation der bestrahlten Knochenmetastasen. Lokalisation: Wirbelsäule (n = 218)

Abb. 32. Bestrahlungseffekt in Abhängigkeit von der Lokalisation der bestrahlten Knochenmetastasen. Lokalisation: Becken (n = 137)

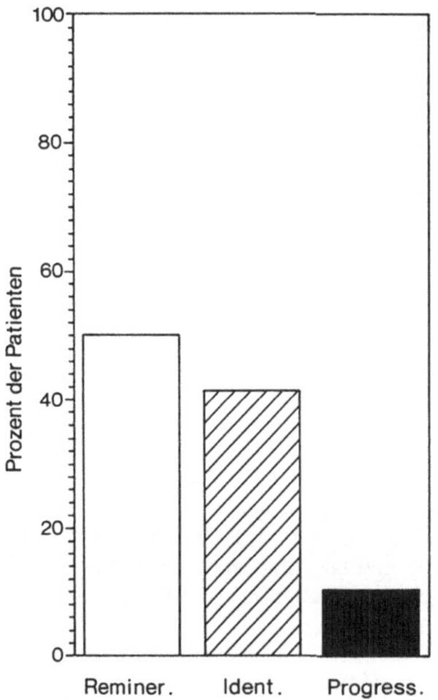

Abb. 33. Bestrahlungseffekt in Abhängigkeit von der Lokalisation der bestrahlten Knochenmetastasen. Lokalisation: Extremitäten (n = 111)

Objektive Wirkung der Strahlentherapie auf frakturgefährdete Knochenmetastasen und pathologische Frakturen

Von den insgesamt 128 frakturgefährdeten Läsionen (Tabelle 35) zeigten nach Radiotherapie anhand röntgenologischer Verlaufskontrollen 54% (69/128) eine Remineralisation, wodurch drohende Frakturen und somit eine Immobilisation der Patienten verhindert werden konnten. 37,5% der Läsionen (48/128) wiesen einen röntgenologisch verifizierten Stillstand vorher progredienter Destruktionen auf, wodurch in der überwiegenden Mehrheit der Fälle eine weitere Teilbelastung mit orthetischer Versorgung möglich war. Lediglich in 8,5% (11/128) wurde eine Progression der bestrahlten Metastasen beobachtet. Diese Patienten befanden sich im fortgeschrittenen Tumorstadium mit ubiquitärer Skelettmetastasierung und z. T. viszeralem Befall.

Bei den insgesamt 90 pathologischen Frakturen (Tabelle 36) konnte in 71% (64/90) eine Remineralisation verifiziert werden, die in mehr als der Hälfte der Fälle (n = 36) eine volle Belastung ohne Orthese ermöglichte und bei 28 Patienten eine Mobilisation mit orthetischer Versorgung erlaubte (Abb. 34a, b). Bei 22% der Fälle bestand röntgenologisch bis zum Ableben der Patienten (1–12 Monate) ein unveränderter Befund, wodurch bei Wirbelsäulenläsionen eine weitere Teilmobilisation mit orthetischer Versorgung erzielt wurde. Lediglich in 7% (n = 6)

Tabelle 35. Objektiver Therapieeffekt bei frakturgefährdeten Knochenmetastasen/Primärtumor (n = 128)

Primärtumor	Therapieeffekt			
	Remineralisation ausgeprägt	Remineralisation mäßig	Status idem	Progression
Mammakarzinom	40	22	25	10
Bronchialkarzinom	2	–	6	–
Nierenzellkarzinom	2	–	14	1
Prostatakarzinom	1	2	3	–
Gesamt	45 (35%)	24 (19%)	48 (37,5%)	11 (8,5%)

Tabelle 36. Objektiver Therapieeffekt bei pathologischen Frakturen/Primärtumor (n = 90)

Primärtumor	Therapieeffekt			
	Remineralisation ausgeprägt	Remineralisation mäßig	Status idem	Progression
Mammakarzinom	34	23	11	5
Bronchialkarzinom	2	1	5	–
Nierenzellkarzinom	–	1	4	1
Prostatakarzinom	–	3	–	–
Gesamt	36 (40%)	28 (31%)	20 (22%)	8 (7%)

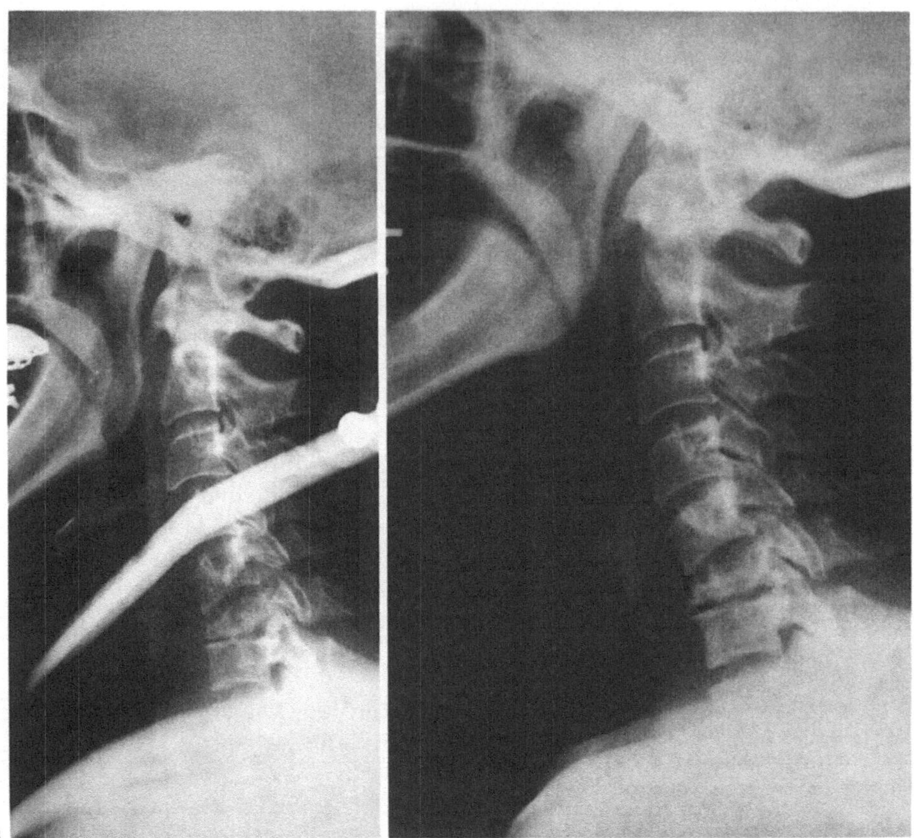

Abb. 34a, b. Pathologische Fraktur des 6. HWK (instabil) bei Mammakarzinom. **a** Ausgangsbefund vor Radiotherapie mit orthetischer Versorgung. **b** Rekalzifizierung nach Radiotherapie
mit Belastungsstabilität

war unter und nach Strahlentherapie eine Progression sowohl der bestrahlten als
auch der nicht bestrahlten Skelettmetastasen zu erkennen. Diese Patienten verstarben innerhalb von 2 Monaten nach Beendigung der Radiotherapie.

Von 97 frakturgefährdeten Skelettmetastasen bei Mammakarzinom zeigten
64% (n = 62) eine Remineralisation, die eine Belastbarkeit zuließ, 26% (n = 25)
wiesen einen Stillstand vorher progredienter Destruktionen auf; lediglich in 10%
(n = 10) bestand eine Progression (Tabelle 35).

Frakturgefährdete Knochenmetastasen ließen beim Bronchialkarzinom in 2
von 8 Fällen (25%) eine deutliche Remineralisation erkennen, bei den übrigen 6
Patienten bestand ein unveränderter Befund.

Belastungsinstabile Skelettmetastasen des Nierenzellkarzinoms zeigten in 2
von 17 Fällen (12%) eine ausgeprägte Remineralisation (diese Läsionen lagen alle
im Bereich der Wirbelsäule); bei 14 Skelettregionen (82%) hingegen zeigte sich
anhand von röntgenologischen Verlaufskontrollen bis zum Ableben der Patienten
ein unveränderter Befund, in einem Fall eine Progression. Lediglich bei einem

Patienten trat 4 Monate nach Strahlentherapie eine pathologische Fraktur der belastungsinstabilen Metastasen am Femur auf.

Bei frakturgefährdeten Prostatakarzinommetastasen konnte in 50% (3/6) eine Remineralisation, in 50% ein unveränderter Befund nachgewiesen werden.

Von 73 frakturierten Metastasen beim Mammakarzinom (Tabelle 36) ließen 78% (n = 57) röntgenologisch eine Rekalzifizierung erkennen, während bei 15% (n = 11) ein unveränderter Befund und bei 7% (n = 5) eine Progression nachzuweisen war.

Pathologische Frakturen bei Bronchialkarzinom zeigten in 3 von 8 Fällen (37,5%) eine Remineralisation, in den übrigen 5 Fällen (62,5%) bestand ein Status idem.

Frakturierte Läsionen beim Nierenzellkarzinom wiesen anhand röntgenologischer Kontrollen lediglich in 1 von 6 Fällen eine mäßige Remineralisation, in 4 Fällen einen unveränderten Befund und einmal eine Progression auf.

Beim Prostatakarzinom fanden sich pathologische Frakturen, die alle im Bereich der Wirbelsäule lokalisiert waren, lediglich in 3 Fällen, die nach Radiotherapie alle eine Remineralisation zeigten.

Dauer der objektiven Befundbesserung

Die Dauer der objektiven Befundbesserung, d. h. der röntgenologisch verifizierten Remineralisation osteolytischer Metastasen, betrug bei den 295 Patienten mit Mammakarzinom 3 Monate bis 5 Jahre. Durchschnittlich hielt die röntgenologische Befundbesserung 16 Monate an. Bei noch lebenden Patienten beträgt die Rekalzifizierung bis zum jetzigen Zeitpunkt 8–65 Monate. Bei den Patienten mit Bronchialkarzinom hielt die objektive Befundbesserung in allen 7 Fällen bis zu ihrem Ableben zwischen 4 und 26 Monaten durchschnittlich 12 Monate nach Therapieende an.

Bei den 4 Patienten mit Nierenzellkarzinom fand sich eine erneute Befundverschlechterung im Bereich der rekalzifizierten Metastasen nach 16 und 36 Monaten, während bei 2 noch lebenden Patienten die Rekalzifizierung bereits 12 Monate dauert.

Bei den 13 rekalzifizierten Skelettregionen der Prostatakarzinompatienten hielt die Befundbesserung in 9 Fällen bis zum Ableben der Patienten zwischen 5 und 13 Monaten durchschnittlich 12 Monate an. 2 Patienten zeigten nach 10 bzw. 24 Monaten eine erneute Progression im Bereich der mineralisierten Destruktionen. Bei 2 lebenden Patienten beträgt die Remission bis zum jetzigen Zeitpunkt 9 Monate.

Bemerkenswert ist die Tatsache, daß es sich bei den Läsionen, deren Remission am längsten anhielt, bei allen Tumorarten um solitäre Metastasen handelte.

Überlebenszeit nach der Erstmanifestation von Knochenmetastasen

Gesondert erfaßt wurden die Überlebenszeiten nach der Erstmanifestation von Knochenmetastasen bei den bestrahlten Patienten in Abhängigkeit von der unter-

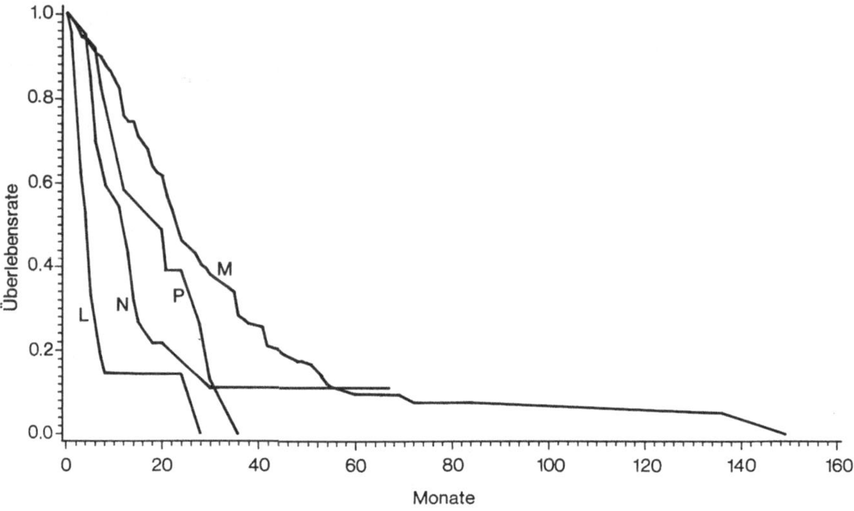

Abb. 35. Überlebenskurven bei Patienten bei unterschiedlicher Lokalisation des Primärtumors (*L* Lunge; *M* Mamma; *N* Niere; *P* Prostata)

schiedlichen Lokalisation des Primärtumors und mit dem Wilcoxon-Test verglichen. Abbildung 35 zeigt, daß Patienten mit Mammakarzinom die längsten Überlebenszeiten aufwiesen. Etwas geringer bzw. deutlich geringer waren die Überlebenszeiten bei Prostata- bzw. Nierenzellkarzinompatienten, während Patienten mit Bronchialkarzinom die kürzesten Überlebenszeiten hatten. Der Grad der Unterschiede zwischen den Überlebenskurven der verschiedenen Patientengruppen ist der folgenden Aufstellung zu entnehmen:

Testpaar		FG	Wilcoxon-wert	Irrtumswahrscheinlichkeit
Mammakarzinom	Bronchialkarzinom	1	59,00	0,0001
Mammakarzinom	Nierzellkarzinom	1	13,73	0,0002
Mammakarzinom	Prostatakarzinom	1	1,26	0,2608

Daraus folgt, daß zwischen den Patienten mit Mammakarzinom und Bronchialkarzinom und den Patienten mit Mammakarzinom und Nierenzellkarzinom ein signifikanter Unterschied in der Überlebenszeit besteht. Demgegenüber konnte ein Unterschied in der Überlebenszeit zwischen den Patienten mit Mammakarzinom und Prostatakarzinom statistisch nicht nachgewiesen werden.

Für die Patienten mit Mammakarzinom wurden die Überlebenszeiten in Abhängigkeit von der Metastasenhäufigkeit zum Zeitpunkt der Diagnosestellung untersucht (Abb. 36). Dabei zeigte sich, daß Patienten mit solitären Knochenmetastasen bei einer durchschnittlichen Überlebenszeit von 36 Monaten deutlich länger lebten als Patienten mit multiplen Metastasen, deren durchschnittliche

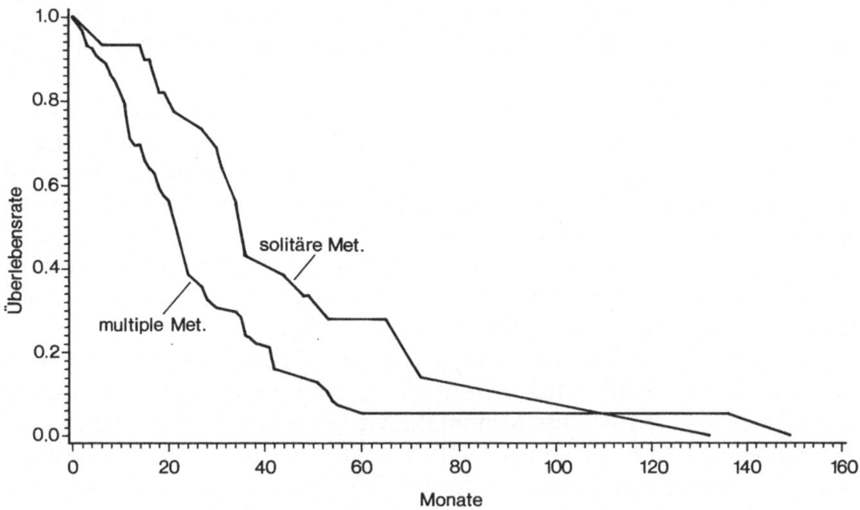

Abb. 36. Überlebenskurven bei Patienten mit ossär metastasierendem Mammakarzinom

Überlebenszeit 23 Monate betrug. Bei der statistischen Auswertung wurde für den Vergleich der Überlebenszeiten ein Wilcoxon-Wert von 9,567 bei 1 Freiheitsgrad ermittelt, was einer Irrtumswahrscheinlichkeit von 0,002 entspricht. Daraus folgt, daß der Unterschied in der Überlebenszeit von Mammakarzinompatienten mit solitären und multiplen Knochenmetastasen hoch signifikant ist.

5.1.5 Diskussion

Das Auftreten von Knochenmetastasen bei den verschiedenen Organtumoren ist als ungünstiger prognostischer Faktor zu werten, da es ein Indikator für die hämatogene Tumorausbreitung ist. Dies bedeutet jedoch nicht, daß alle Tumorpatienten mit Knochenmetastasen eine kurze Lebenserwartung haben; langjährige Verläufe sind insbesondere bei metastasierendem Mamma- und Prostatakarzinom in der Literatur beschrieben [48, 81, 95, 204]. Gilbert et al. [73] und Heilmann [95] fanden erhebliche Unterschiede in den Überlebenszeiten bei Aufschlüsselung ihrer Patienten nach Primärtumoren.

In Übereinstimmung mit diesen Autoren konnten wir in unserem Patientenkollektiv nachweisen, daß bei Auftreten von Knochenmetastasen der Lokalisation des Primärtumors eine entscheidende prognostische Bedeutung hinsichtlich der Überlebenszeit zukommt. Bei einer durchschnittlichen Überlebenszeit von 23 bzw. 19 Monaten von Mammakarzinom- bzw. Prostatakarzinompatienten war die Überlebenszeit von Patienten mit metastasierendem Nierenzellkarzinom bei durchschnittlich 12 Monaten und von Patienten mit Bronchialkarzinom bei durchschnittlich 4 Monaten signifikant kürzer.

Für das ossär metastasierende Mammakarzinom werden in der Literatur ähnliche Überlebenszeiten von Deemarsky et al. [48] (18–27 Monate), von Garmatis et al. [72] und Gilbert et al. [73] (16–18 Monate) angegeben, während Cheng et al. [30] die durchschnittliche Überlebenszeit nach Therapieende mit 11 Monaten angeben.

Bostel et al. [22] geben für das ossär metastasierende Nierenzellkarzinom eine mittlere Überlebenszeit von 5 Monaten an für Patienten, bei denen bereits bei Diagnosestellung eine Fernmetastasierung vorlag, während bei späterer Erstmanifestation von Knochenmetastasen die Überlebenszeit 20 Monate betrug. Diese Ergebnisse können insofern in Übereinstimmung mit der von uns gefundenen durchschnittlichen Überlebenszeit von 12 Monaten beim ossär metastasierenden Nierenzellkarzinom gesehen werden, als in unserem Kollektiv bei 35% der Patienten primär eine Skelettmetastasierung vorlag.

Im Gegensatz zu Heilmann [95], der keinen Unterschied in der Überlebenszeit zwischen Patienten mit solitären und multiplen Wirbelsäulenmetastasen nachweisen konnte, fanden wir bei Mammakarzinompatienten eine signifikant höhere Überlebenszeit (durchschnittlich 36 Monate) bei solitären Metastasen als bei multiplen Metastasen (durchschnittlich 23 Monate). Eine kürzere Überlebenszeit bei multiplen Knochenmetastasen (durchschnittlich 15 Monate) als bei solitärem Befall (durchschnittlich 27 Monate) beobachteten auch Gottwald et al. [81]; hinsichtlich des Patientenkollektivs handelt es sich bei dieser Studie jedoch um einen relativ geringen Umfang (2 bzw. 31 Patientinnen). In den übrigen Publikationen liegt hinsichtlich der Überlebenszeit keine Unterteilung zwischen solitärer und multipler Knochenmetastasierung vor.

Nach Literaturdurchsicht sind die Publikationen über die Schmerzbeeinflussung von Knochenmetastasen durch Strahlentherapie sehr zahlreich [3, 18, 30, 49, 60, 73, 81, 95, 98, 186, 189, 190, 197, 215, 216, 237, 239, 242, 253].

Patientengut, Bestrahlungstechnik und Dosierung differieren in den verschiedenen Studien jedoch erheblich. Penn [190] und Qasim [197] erzielten bei vergleichenden Studien von Einzeitbestrahlungen mit 8–15 Gy und fraktionierter Bestrahlung von 10mal 3 Gy in 2 Wochen bzw. 4mal 5 Gy in einer Woche eine Schmerzbeeinflussung in 90% (Mammakarzinompatienten) bzw. 86% (Mammakarzinompatienten und Bronchialkarzinompatienten). Einen Unterschied zwischen den Bestrahlungsmethoden hinsichtlich der Schmerzbeeinflussung konnten beide Autoren nicht feststellen.

Pandova et al. [186] berichten über eine grob fraktionierte Bestrahlung mit 2mal 8,5 Gy an 366 Mammakarzinompatientinnen, die in 91% eine subjektive Befundbesserung zeigten.

Cheng et al. [30] erzielten bei 59 Mammakarzinompatientinnen durch die konventionelle Bestrahlungstechnik bei Extremitätenmetastasen in allen Fällen eine Schmerzbeeinflussung.

Garmatis et al. [72] konnten in 91% von 191 konventionell bestrahlten Knochenmetastasen beim Mammakarzinom eine subjektive Befundbesserung feststellen.

Trodella et al. [239] erreichten bei 79 Patienten mit unterschiedlichen Primärtumoren in 87% eine Schmerzbeeinflussung, wobei sie feststellten, daß der Therapieeffekt bei Metastasen des Bronchialkarzinoms geringer war als bei den übrigen Primärtumoren.

In unserem Patientengut war eine positive Beeinflussung der Schmerzsymptomatik in 74,4% aller Fälle zu verzeichnen, wobei auffiel, daß die Schmerzbeeinflussung bei Patienten mit Bronchialkarzinom mit einer fehlenden Ansprechrate von 32% geringer war als bei den übrigen Primärtumoren. Die statistische Bearbeitung dieser Daten jedoch ergab, daß in unserem Kollektiv kein signifikanter Zusammenhang zwischen Histologie des Primärtumors und der durch Radiotherapie erzielten subjektiven Befundbesserung besteht.

Unsere Ergebnisse entsprechen den Erkenntnissen von Gilbert et al. [73], die eine Schmerzbeeinflussung bei 73% von 187 Fällen unterschiedlicher Primärtumoren erzielten. Auch in diesem Kollektiv fand sich eine geringere, jedoch nicht signifikante Ansprechrate bei Bronchialkarzinommetastasen.

Ähnliche Ergebnisse zeigten die von Hendrickson et al. [98] und Schocker et al. [215] bearbeiteten randomisierten Studien der Radiation Therapy Oncology Group, die bei einem Kollektiv von 500 Patienten mit unterschiedlichen Primärtumoren keinen signifikanten Zusammenhang zwischen Schmerzbeeinflussung und Histologie des Primärtumors sowie Lokalisation der bestrahlten Metastasen sahen. Die Schmerzbeeinflussung wird in diesen Studien mit 86% angegeben.

Tong et al. [237] sehen allerdings in der Lokalisation des Primärtumors einen prognostischen Faktor dahingehend, daß die Schmerzsymptomatik bei Mammakarzinom- und Prostatakarzinommetastasen durch die Radiotherapie besser als bei den übrigen Primärtumoren beeinflußt wird.

Bei den von uns erzielten Ergebnissen ist zu berücksichtigen, daß in der weitaus überwiegenden Mehrheit der Fälle (93%) eine multiple Skelettmetastasierung vorlag, so daß eine subtile Differenzierung zwischen Schmerzlinderung an den bestrahlten Läsionen und fehlender Schmerzbeeinflussung, die möglicherweise auf eine Schmerzüberlagerung durch weitere Destruktionen zurückzuführen ist, in einigen Fällen nicht möglich war.

Die subjektive Befundbesserung hielt in unserem Kollektiv in Übereinstimmung mit den Ergebnissen von Garmatis et al. [72] und Gilbert et al. [73] durchschnittlich 13 Monate bzw. bis zum Ableben der Patienten an.

Im Gegensatz zur schmerzlindernden Wirkung der Strahlentherapie ist der vor allem hinsichtlich der Belastbarkeit metastatisch befallener Skelettregionen bedeutende objektive Therapieeffekt in der Literatur relativ selten untersucht [13, 22, 30, 48, 72, 81, 95, 159, 166, 203, 204, 250].

Nach Gottwald et al. [81] und Matsubayashi et al. [159] entspricht nicht nur eine Rekalzifizierung osteolytischer Destruktionen einem therapeutischen Erfolg, sondern auch ein röntgenologisch dokumentierter unveränderter Befund einer prätherapeutisch progredienten Metastasierung, da dieser Wachstumsstillstand als eine Inaktivierung des lokalen Tumorgeschehens anzusehen ist.

Bezogen auf das Gesamtkollektiv konnten wir somit einen objektiven therapeutischen Erfolg in 90% der bestrahlten Skelettregionen nachweisen, wodurch zumindest eine weitere Funktionseinschränkung verhindert werden konnte. Dabei fand sich röntgenologisch in 55% eine Remineralisation der bestrahlten Destruktionen und in 35% ein unveränderter Befund vorher progredienter Läsionen. Lediglich 6% der bestrahlten Skelettmetastasen waren unter und nach Strahlentherapie progredient.

Nach Literaturdurchsicht fanden wir Angaben zum objektiven Therapieeffekt in nahezu allen Fällen nur für Knochenmetastasen beim Mammakarzinom oder Nierenzellkarzinom [13, 22, 30, 48, 72, 81, 203, 250]. Lediglich Heilmann [95] und Mende et al. [166] berichten über den objektiven Therapieeffekt bei Knochenmetastasen unterschiedlicher Primärtumoren. Heilmann fand bei 227 Patienten eine Remineralisation lediglich in 24%. Mende et al. hingegen beschreiben bei 50 Patienten, die im Bereich der Halswirbelsäule bestrahlt wurden, eine Rekalzifizierung von 78%. Die Diskrepanz zu unseren Ergebnissen erklärt sich daraus, daß es sich in beiden Studien um ein bezüglich der Lokalisation selektiertes Patientengut handelt bzw. der prozentuale Anteil der verschiedenen Primärtumoren stark differiert.

Unsere Untersuchungen bezüglich des objektiven Therapieeffektes in Abhängigkeit von der Histologie des Primärtumors zeigen einen signifikanten Unterschied zwischen der Rekalzifizierungsrate von Knochenmetastasen bei Mammakarzinom (62%), Prostatakarzinom (57%), Bronchialkarzinom (28%) und bei Nierenzellkarzinom (11%). Die geringe Strahlensensibilität der Knochenmetastasen des Nierenzellkarzinoms wurde auch von Bostel et al. [22] und Rhomberg [203] beschrieben, indem sie eine Remineralisation in 9% von 41 bestrahlten Metastasen bzw. in 14% von 21 Fällen fanden. Bemerkenswert ist dabei die fehlende Korrelation zwischen Schmerzbeeinflussung und Remineralisation der Metastasen.

Analog zu Literaturangaben fanden wir eine hohe Remineralisationsrate bei Knochenmetastasen des Mammakarzinoms (62% der Fälle). So beschreiben Garmatis et al. [72] bei 75% von 94 bestrahlten Skelettregionen eine Rekalzifizierung. Wieland et al. [250] erreichten bei 60% von 120 Skelettmetastasen eine objektive Befundbesserung. Bessler et al. [13] erzielten bei einem Kollektiv von 125 Patienten in 50%, Deemarsky et al. [48] bei einem Patientengut von 118 Fällen in 42% eine objektivierbare Remineralisation. Niedrigere Rekalzifizierungsraten werden von Cheng et al. [30] (33% von 59 Fällen) und Gottwald et al. [81] (22% von 68 Fällen) angegeben. Verantwortlich für diese Diskrepanz der Ergebnisse dürfte die z. T. sehr unterschiedliche Fallzahl der Studien und eine Selektion des Patientenkollektivs hinsichtlich Metastasenlokalisation und Metastasenhäufigkeit sein.

In dem von uns untersuchten Gesamtkollektiv zeigten solitäre Knochenmetastasen bei einer Rekalzifizierungsrate von 68% ein deutlich besseres Ansprechen auf die Radiotherapie als multiple Läsionen, die lediglich in 56% der Fälle eine Remineralisation erkennen ließen. Die Beeinflussung des objektiven Therapieeffektes durch die Metastasenhäufigkeit konnte für Knochenmetastasen bei Mammakarzinom statistisch bewiesen werden.

Diese Ergebnisse bestätigen die Auffassung von Haase et al. [86], Garmatis et al. [72] und Schocker et al. [216], die bei solitären Knochenmetastasen eine aggressive Behandlung mit höheren Gesamtdosen von 45–50 Gy fordern.

In dem von uns untersuchten Kollektiv fand sich bei einem prozentualen Anteil von 62,5% am häufigsten eine Remineralisation von Wirbelsäulenmetastasen. Ebenfalls eine bessere Tendenz zur Rekalzifizierung zeigten Destruktionen im Bereich des Beckens mit einem Prozentsatz von 58%, während die schlechtesten Ergebnisse mit 47% im Bereich der Extremitäten erzielt wurden. Für Knochenmetastasen bei Mammakarzinom konnte ein signifikanter Zusammenhang zwischen Lokalisation der Destruktionen und objektivem Therapieeffekt dahingehend bewiesen werden, daß Osteolysen im Bereich der Wirbelsäule und des Beckens signifikant besser remineralisieren als Läsionen im Bereich der Extremitäten. In Übereinstimmung mit Heilmann [95] sind wir der Meinung, daß eines der Hauptindikationsgebiete der Strahlentherapie metastasierender Tumoren Metastasen der Wirbelsäule darstellen. Trotz palliativer Zielsetzung kann hier nicht nur eine Schmerzbeeinflussung, sondern in der Mehrzahl der Fälle auch eine röntgenologisch verifizierbare Rekalzifizierung erreicht werden, die eine Immobilität der Patienten verhindert bzw. eine Bewegungseinschränkung aufhebt.

Pathologische Frakturen sind eine ernste Komplikation der ossären Metastasierung, da sie zu massiven Schmerzen, zur Immobilität oder zumindest eingeschränkten Funktionsfähigkeit der Patienten und somit zu einer entscheidenden Beeinträchtigung der Lebensqualität führen.

Aufgrund unserer Ergebnisse, die in 54% der frakturgefährdeten Läsionen und in 71% der frakturierten Destruktionen eine Rekalzifizierung zeigten, wobei in mehr als der Hälfte der Fälle eine volle Belastung möglich war, sind wir in Übereinstimmung mit Patterson [189] der Meinung, daß eine operative Intervention im Bereich der Wirbelsäule nur indiziert ist bei Rückenmarkkompression durch radioresistente Tumoren oder Fragmentdislokation in den Spinalkanal. Bei Wirbelkörperfrakturen oder belastungsinstabilen Destruktionen ohne neurologische Symptomatik ist infolge der hohen Effektivität und geringen Nebenwirkungsrate in jedem Fall die primäre Durchführung einer mit orthetischer Versorgung kombinierten Strahlentherapie indiziert.

In Übereinstimmung mit Cheng et al. [30] sind wir der Auffassung, daß frakturgefährdete Extremitätenmetastasen, die in unserem Kollektiv in der Hälfte der Fälle rekalzifizierten und auch bei unverändertem Befund nur in einem Fall zu einer Fraktur führten, initial radiotherapeutisch angegangen werden sollten. Eine prophylaktische operative Stabilisierung erscheint uns im Gegensatz zu Beals et al. [10] nicht gerechtfertigt. Bei pathologischen Frakturen im Bereich der Extremitäten hingegen ist unserer Meinung nach in Übereinstimmung mit Bertermann et al. [12] eine operative Intervention indiziert, sofern kein ubiquitärer Skelettbefall vorliegt und die potentielle Überlebenszeit der Patienten mehr als 2 Monate beträgt.

Schwere Komplikationen wie Strahlenmyelopathien, Radioulzera, schmerzhafte Fibrosierungen und Indurationen im Unterhautfettgewebe wurden in unserem Patientenkollektiv nicht beobachtet.

Zusammenfassend läßt sich aus unseren Ergebnissen erkennen, daß die Strahlentherapie hinsichtlich der Schmerzbeeinflussung einen zentralen Stellenwert in der Behandlung ossärer Metastasen unterschiedlicher Primärtumoren einnimmt.

Als prognostische Faktoren hinsichtlich des objektiven Therapieeffektes sind Lokalisation des Primärtumors, Metastasenhäufigkeit und Metastasenlokalisation anzusehen. Komplikationen der ossären Metastasierung wie pathologische Frakturen und dadurch bedingte neurologische Ausfallserscheinungen lassen sich durch eine frühzeitige Diagnose und somit gezielt einzusetzende Radiotherapie, die mit Hormon-, Chemotherapie oder Orthese kombiniert werden kann, vermeiden. Durch dieses Vorgehen läßt sich in der Mehrzahl der Fälle eine subjektive und objektive Befundverbesserung, die mehrere Jahre oder zumindest bis zum Ableben des Patienten andauern kann, erzielen. In jedem Fall ist, abhängig vom Allgemeinzustand des Patienten sowie der Metastasierungsart, der Lokalisation und Häufigkeit von Metastasen eine individuelle Entscheidung hinsichtlich des therapeutischen Vorgehens zu treffen. Die Indikationen zur Strahlentherapie sind in Kapitel 4.4.1 aufgeführt.

5.2 Akzelerierte Bestrahlung

5.2.1 Problemstellung und Zielsetzung

Der Strahlentherapie kommt in der Behandlung ossärer Metastasen eine zentrale Bedeutung zu, da sie in der Mehrzahl der Fälle zu einer Schmerzbeeinflussung und einer röntgenologisch objektivierbaren Rekalzifizierung führt. Hierdurch wird die Lebensqualität der betroffenen Patienten entscheidend verbessert. Nach Literaturangaben [86, 186, 215, 216] sind für einen lang anhaltenden subjektiven und objektiven Therapieeffekt Gesamtdosen von 30–40 Gy erforderlich. Dies bedeutet bei üblicher Fraktionierung von ca. 2 Gy täglich einen einmonatigen stationären Aufenthalt oder eine entsprechend häufig ambulante Behandlung der meist in ihrer Beweglichkeit behinderten Patienten. Neben der Ökonomisierung der Therapie wäre ein anderer wesentlicher Gesichtspunkt, die konventionelle Fraktionierung in der Behandlung von Tumormetastasen zu überdenken, der langsam eintretende Behandlungseffekt. Bei Anwendung der konventionell fraktionierten Bestrahlung ist eine Schmerzlinderung üblicherweise 2–3 Wochen nach Therapiebeginn zu verzeichnen. Nach Ammon [4] kann eine palliative Bestrahlung mit mehrfachen täglichen Applikationen von Einzeldosen in bisher üblicher Größe (1,5–3 Gy), die sogenannte akzelerierte Bestrahlung, einen schneller eintretenden Therapieeffekt bewirken.

Ziel unserer Studie war, bei akzelerierter Bestrahlung von Knochenmetastasen folgende Gesichtspunkte zu überprüfen:

1. Subjektiver Therapieeffekt, d. h. Häufigkeit und Zeitspanne bis zum Eintreten der Schmerzbeeinflussung.
2. Objektiver Therapieeffekt, d. h. Häufigkeit und Zeitspanne bis zum Eintreten einer röntgenologisch sichtbaren Remineralisation.
3. Statistische Bearbeitung der Effektivität konventioneller und akzelerierter Bestrahlung mit einem vergleichbaren Patientenkollektiv.
4. Nebenwirkungen.

5.2.2 Patientengut

In einer prospektiven Studie wurde an der Universitäts-Strahlenklinik Heidelberg von April 1985–April 1986 eine akzelerierte Bestrahlung bei 34 Patienten (27 Frauen, 7 Männer) im Alter von 29–80 Jahren (Durchschnittsalter 60,5±11) mit peripher liegenden Knochenmetastasen durchgeführt. Insgesamt handelte es sich um 60 Bestrahlungsfelder bei röntgenologisch gesicherten metastatischen Destruktionen.

Die Indikation zur Strahlentherapie ergab sich bei allen Patienten infolge heftiger Schmerzsymptomatik, in 32% (19/60) der bestrahlten Skelettregionen bestand außerdem eine Frakturgefahr.

Histologie des Primärtumors

Als Primärtumor lag bei 26 Patienten ein Mammakarzinom vor, bei 4 Patienten ein Bronchialkarzinom und bei jeweils 2 Patienten ein Nierenzellkarzinom und Prostatakarzinom. Die topo-

Tabelle 37. Topographische Verteilung der akzeleriert bestrahlten Knochenmetastasen/Primärtumor (n = 60)

Lokalisation/ Primärtumor	Mamma-karzinom	Bronchial-karzinom	Nierenzell-karzinom	Prostata-karzinom	Gesamt
Extremitäten	44	5	4	4	57
Femur	27	3	2	3	
Humerus	13	2	–	–	
Tibia	2	–	1	1	
Radius	1	–	–	–	
Ulna	1	–	1	–	
Rippen	1	–	1	–	2
Becken/Azetabulum	–	–	–	1	1
Gesamt	45	5	5	5	

graphische Verteilung der bestrahlten Skelettmetastasen in Abhängigkeit vom Primärtumor gibt Tabelle 37 wieder.

Metastasierungsform und Häufigkeit

Die bestrahlten Knochenmetastasen stellten sich prätherapeutisch in 85% der Fälle (51/60) als Osteolysen dar, die röntgenmorphologisch als scharf abgrenzbare, bis zu 5 cm große Destruktionsherde oder als mottenfraßähnliche Metastasen imponierten. In 15% der Läsionen fanden sich gemischtförmige Metastasen; rein osteoplastische Metastasen waren nicht vertreten.

Zum Zeitpunkt der Bestrahlung lagen in allen Fällen bereits multiple Skelettmetastasen vor, bei 20 Patienten (59%) bestanden zusätzlich viszerale Metastasen.

5.2.3 Methodik

Betrahlungstaktik und Technik

Die Bestrahlungstherapie erfolgte bei den 30 Patienten, abhängig von den anatomischen Gegebenheiten, mit 8- bzw. 23-MeV-Röntgenstrahlen eines 25-MeV-Linearbeschleunigers, bei 2 Patienten mit Kobalt-60-Gammastrahlen und bei den 2 Patienten mit Rippendestruktionen mit 8-MeV-Elektronen eines Betatrons. Hierbei wurden über einen Zeitraum von 3 Tagen täglich 3mal 3 Gy bei einem Therapieintervall von 4 Stunden appliziert, so daß eine Gesamtdosis von 27 Gy resultierte (NSD = 1412 ret). Die Bestrahlung der Extremitätenmetastasen erfolgte in jeder Sitzung über ventral und dorsal opponierende Stehfelder mit einer Herddosis von jeweils 1,5 Gy.

24 Patienten mit Mammakarzinom erhielten zusätzlich Hormon- (21) oder Chemotherapie (3), die Patienten mit Bronchial- und Prostatakarzinom zusätzlich Chemotherapie.

Beurteilung des Therapieeffektes

Zur Therapiekontrolle der bestrahlten Metastasen wurden Röntgenaufnahmen vor Beginn, 4 Wochen nach Abschluß der Bestrahlung, innerhalb der folgenden 6 Wochen und dann in weiteren 2-monatlichen Intervallen angefertigt.

Der röntgenologisch verifizierbare Bestrahlungseffekt wurde in 3 Kategorien unterteilt:

1. Remineralisation, die bei prätherapeutisch vorhandener Frakturgefahr eine Belastbarkeit ermöglichte,

2. Status idem, d.h. Stabilisierung vorher progredienter Destruktionen,
3. Progression der bestrahlten Metastasen.

Bei gleichzeitig durchgeführter Hormon- oder Chemotherapie wurde zur Objektivierung der
allein oder vorwiegend auf die Strahlentherapie zurückzuführenden Remineralisation über den
gleichen Zeitraum das Verhalten bestrahlter und nichtbestrahlter Metastasen miteinander verglichen.

Die Beurteilung des subjektiven Therapieeffektes erfolgte, unter Berücksichtigung des Analgetikaverbrauchs, nach den persönlichen Angaben der Patienten und wurde in Schmerzfreiheit,
Schmerzlinderung, Status idem und Befundverschlechterung unterteilt. Die statistische Bearbeitung erfolgte nach den in Kapitel 5.1.3 dargestellten Methoden.

5.2.4 Ergebnisse

Subjektiver Therapieeffekt

Insgesamt fand sich eine Schmerzbeeinflussung durch die Radiotherapie in 90%
der Fälle (54/60), wobei in 22% (13/60) eine komplette Schmerzfreiheit und in
68% (41/60) eine Schmerzlinderung erzielt wurde (Tabelle 38).

Die Befundbesserung trat bei der akzelerierten Bestrahlung frühestens 2 Tage,
spätestens 7 Tage nach Therapiebeginn ein (durchschnittlich nach $3,57 \pm 1,43$
Tagen).

Lediglich bei 2 Patienten kam es nach 3 bzw. 4 Monaten zu einer erneuten
Befundverschlechterung, in allen übrigen Fällen hielt der positive Therapieeffekt
bis zum Ableben der Patienten (frühestens 1 Monat, spätestens 9 Monate, durchschnittlich $5 \pm 2,6$ Monate nach der Radiotherapie) oder bei noch lebenden
Patienten bis zum jetzigen Zeitpunkt an (durchschnittlich $9 \pm 3,5$ Monate).

Eine fehlende Schmerzbeeinflussung bestand in 5 Fällen (8%), wobei als
Primärtumor in 2 Fällen ein Bronchialkarzinom, in jeweils einem Fall ein
Mamma-, Nierenzell- und Prostatakarzinom vorlag.

Eine Zunahme der Schmerzsymptomatik zeigte sich am 2. Tag der Radiotherapie bei einer Patientin mit Mammakarzinom und kleinfleckig konfluieren-
der Metastasierung an der distalen Femurepiphyse mit Destruktion der subchondralen Grenzlamelle und Synoviareaktion.

Tabelle 38. Subjektiver Therapieeffekt bei akzelerierter Bestrahlung und konventioneller Fraktionierung

	Akzeleriert		Konventionell	
	n	[%]	n	[%]
Schmerzfreiheit	13	22	171	30
Schmerzlinderung	41	68	254	44,5
Status idem	5	8	131	22,9
Verschlechterung	1	2	15	2,6
	60		571	

Tabelle 39. Objektiver Therapieeffekt bei akzelerierter Bestrahlung bezogen auf die Histologie des Primärtumors

	Remineralisation	Status idem	Progression
Mammakarzinom	23	21	1
Bronchialkarzinom	3	2	–
Nierenzellkarzinom	–	5	–
Prostatakarzinom	–	5	–
	26 (43%)	33 (55%)	1 (2%)

Objektiver Therapieeffekt

Bezogen auf die Gesamtzahl der Bestrahlungsfelder fand sich in 43% (26/60) eine Remineralisation der bestrahlten Destruktionen bei Status idem oder Progression der nicht bestrahlten Metastasen an den übrigen Skelettabschnitten (Tabelle 39).

In keinem Fall der unter zusätzlicher Hormon- oder Chemotherapie stehenden Patienten konnte eine Remineralisation auch der nicht bestrahlten Knochenmetastasen verzeichnet werden.

Die ersten Rekalzifizierungszeichen waren röntgenologisch frühestens 1 Monat, spätestens 5 Monate nach Radiotherapie abzugrenzen (Mittelwert $2,6 \pm 0,9$) (Abb. 37).

Die Remineralisation hielt in allen Fällen bis zum Ableben der Patienten (frühestens 4 Monate, spätestens 9 Monate, Mittelwert $6,3 \pm 1,5$ nach Radiotherapie) oder bei noch lebenden Patienten bis zum jetzigen Zeitpunkt an (Mittelwert $9,1 \pm 3,1$). Bei einer Patientin trat unter der Therapie eine Infraktion der belastungsinstabilen Destruktion an der proximalen Femurdiaphyse auf, 2 Monate nach Radiotherapie war röntgenologisch eine stabile Rekalzifizierung abgrenzbar.

55% (33/60) der bestrahlten Skelettregionen zeigten anhand röntgenologischer Verlaufskontrollen einen unveränderten Befund bei prätherapeutisch progredienter Metastasierung, so daß eine Immobilisierung der Patienten verhindert werden konnte.

Lediglich 1 Patientin (2%) ließ eine kontinuierliche Größenzunahme der bestrahlten Destruktionen erkennen, sie verstarb infolge des fortgeschrittenen Tumorleidens 2 Monate nach der Strahlentherapie.

Nebenwirkungen

Stärkere Reaktionen fanden sich nur bei einer Patientin (s. 5.2.4) mit metastatischer Gelenkbeteiligung. Dabei traten ein Gelenkerguß und eine schmerzhafte Weichteilschwellung auf. In allen übrigen Fällen waren, abgesehen von einem mäßigen Hauterythem, keine akuten Haut- oder Organreaktionen zu verzeichnen. Als Spätreaktion sahen wir Hyperpigmentierungen in dem Ausmaß, wie sie bei konventioneller Fraktionierung angetroffen werden. Schwere Komplikationen wie Radioulzera, schmerzhafte Fibrosierungen und Indurationen im Unterhautfettgewebe konnten in keinem Fall beobachtet werden.

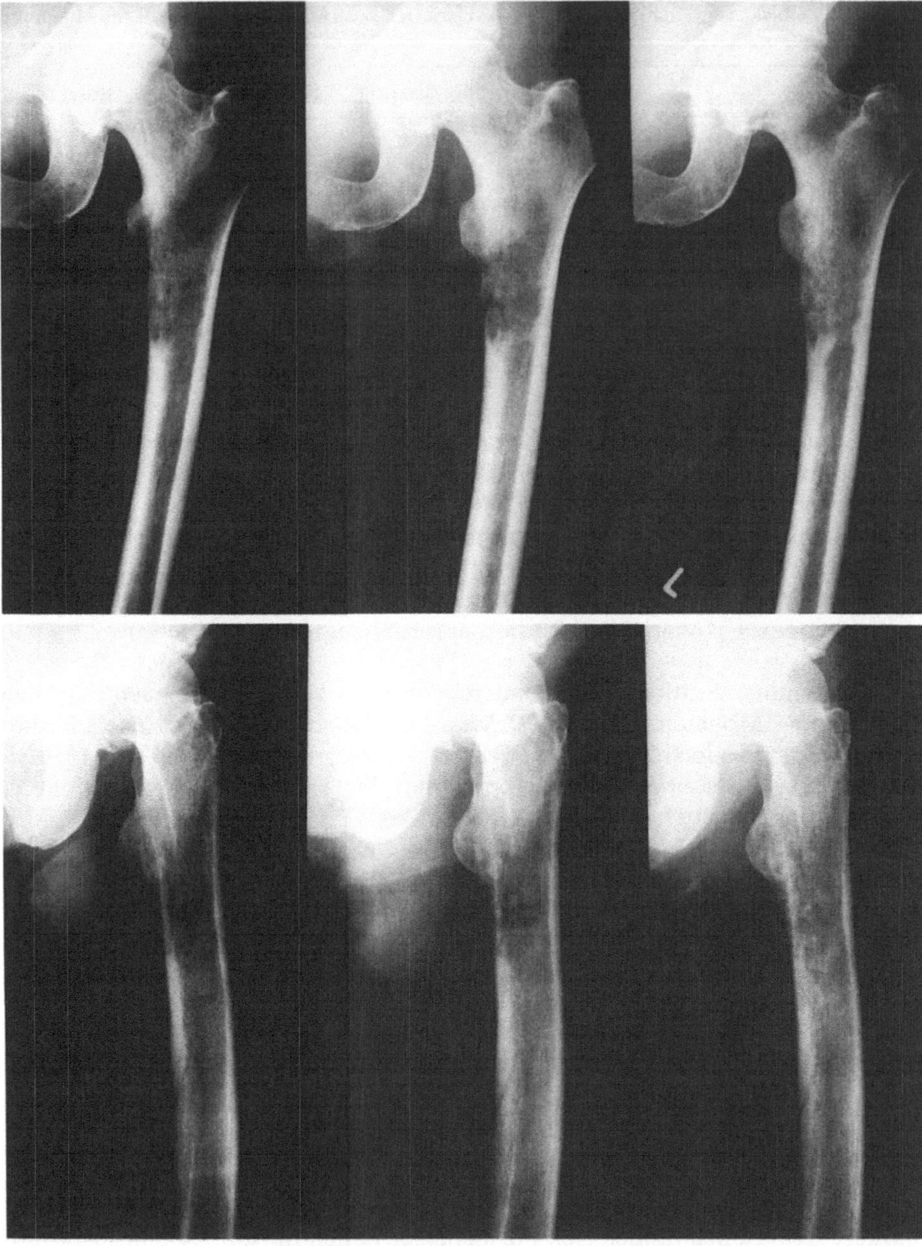

Abb. 37. Röntgenologische Verlaufskontrolle in 2 Ebenen einer osteolytischen Metastase am linken Femur subtrochantär. *Links:* Ausgangsbefund. *Mitte:* 4 Wochen nach akzelerierter Bestrahlung beginnende Rekalzifizierung. *Rechts:* 8 Wochen nach Radiotherapie Belastungsstabilität

*Effektivität der akzelerierten Bestrahlung im Vergleich
zur konventionellen Fraktionierung*

Subjektiver Therapieeffekt. Den subjektiven Therapieeffekt der akzelerierten Bestrahlung im Vergleich zur konventionellen Fraktionierung (Ergebnisse s. 5.1.4) verdeutlichen Tabelle 38 sowie die Abbildungen 38 und 39. Vergleicht man den Bestrahlungserfolg beider Fraktionierungsschemata hinsichtlich der Schmerzbeeinflussung, so zeigt sich, daß der subjektive Therapieeffekt bei akzelerierter Bestrahlung (90%) signifikant größer ist als bei konventioneller Fraktionierung (74,5%) ($\chi^2 = 13,457$, FG = 3, p = 0,004).

Eine komplette Schmerzfreiheit hingegen fand sich bei konventioneller Fraktionierung (30%) häufiger als bei akzelerierter Bestrahlung (22%).

Objektiver Therapieeffekt. In Kapitel 5.1.4 wurde ein signifikanter Zusammenhang zwischen Remineralisation und Histologie des Primärtumors, Metastasen-

Tabelle 40. Extremitätenmetastasen bei Mammakarzinom. Objektiver Therapieeffekt bei konventioneller und akzelerierter Strahlentherapie.

	Remineralisation		Status idem		Progression	
	n	[%]	n	[%]	n	[%]
Konventionelle Therapie (n = 111)	55	50	45	40	11	10
Akzelerierte Therapie (n = 44)	22	50	21	48	1	2

$\chi^2 = 2,757$, FG = 2, p = 0,252

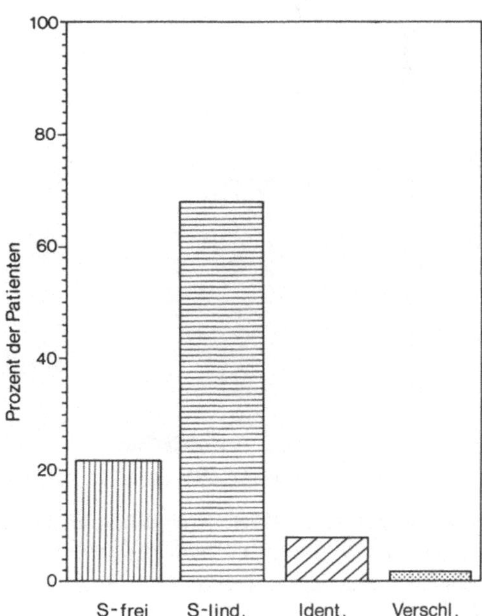

Abb. 38. Subjektiver Therapieeffekt bei akzelerierter Bestrahlung (n = 60)

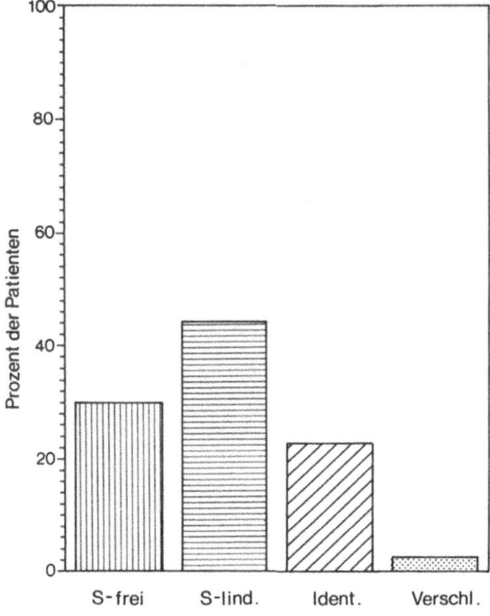

Abb. 39. Subjektiver Therapieeffekt bei konventioneller Fraktionierung (n = 571)

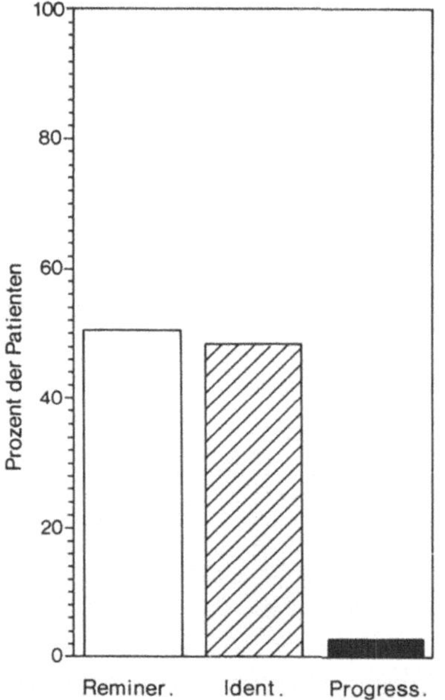

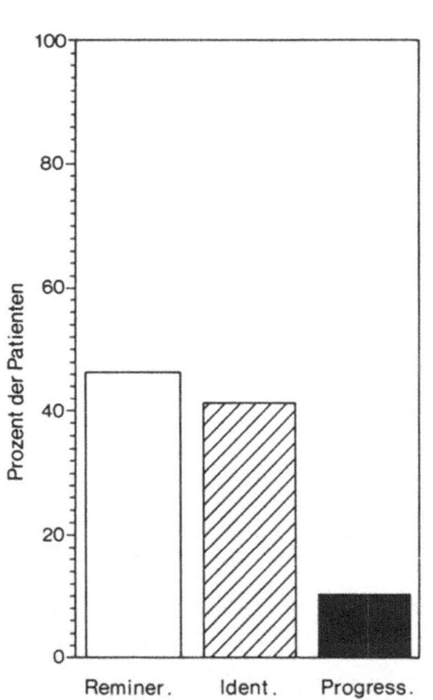

Abb. 40. Effekt der akzelerierten Bestrahlung bei Patienten mit metastasierendem Mammakarzinom. Lokalisation: Extremitäten (n = 44)

Abb. 41. Effekt der konventionellen Fraktionierung bei Patienten mit metastasierendem Mammakarzinom. Lokalisation: Extremitäten (n = 111)

häufigkeit sowie Metastasenlokalisation nachgewiesen. Unzulässig erschien es uns deshalb, das Gesamtkollektiv beider Fraktionierungsschemata miteinander zu vergleichen. Somit wurden zum Vergleich des objektiven Therapieeffektes ausschließlich im Rahmen einer multiplen Metastasierung bestrahlte Extremitätenmetastasen bei Mammakarzinom herangezogen (Tabelle 34 und 37). Den röntgenologisch verifizierbaren Therapieeffekt der akzelerierten Bestrahlung im Vergleich zur konventionellen Therapie verdeutlichen Tabelle 40 sowie die Abbildungen 40 und 41.

Die statistische Bearbeitung von Tabelle 40 zeigte bei einer Remineralisationsrate von 50% für beide Fraktionierungsschemata und bei einem Status idem von 48% bzw. 40% keinen Anhalt für einen Unterschied zwischen akzelerierter Bestrahlung und konventioneller Fraktionierung hinsichtlich des objektiven Therapieeffektes.

5.2.5 Diskussion

Die akzelerierte Bestrahlung, d. h. mehrfache tägliche Applikation von konventionellen Einzeldosen bei üblicher Gesamtdosis und somit verkürzter Gesamtbehandlungszeit, wurde aus strahlenbiologischen Überlegungen – Reduzierung der Reparationsprozesse in den proliferierenden Tumorzellen – in die Tumortherapie eingeführt [234].

Simpson et al. [223] verglichen als erste akzelerierte und konventionelle Fraktionierung bei der Behandlung des Glioblastoma multiforme und erreichten im Hinblick auf die Tumorkontrolle gleiche Resultate sowie gleiche Nebenwirkungsraten. Norin et al. [179] erzielten mit akzelerierter Bestrahlung bei Patienten mit Burkitt-Lymphom wesentlich bessere Ergebnisse als mit konventioneller Therapie.

Mit konventioneller Fraktionierung vergleichbare Resultate und übliche Nebenwirkungsraten erzielten Svoboda [230] und Nguyen et al. [176] bei der akzelerierten Bestrahlung von Plattenepithelkarzinomen im Kopf-Hals-Bereich. Peracchia et al. [191] hingegen berichten bei einer 3maligen täglichen Gabe von 2 Gy bis zu einer Gesamtdosis von 51 Gy über erhebliche Akut- und Spätreaktionen bei guter lokaler Tumorkontrolle. Choi et al. [33] untersuchten in einer randomisierten Studie bei Radiotherapie von Knochenmetastasen die Schmerzbeeinflussung, Tumorrückbildung und Hautreaktion als Vergleichskriterien zwischen konventioneller Fraktionierung (37,6 Gy/16 Fraktionen/2,3 Gy/25 Tage) gegenüber akzelerierter Bestrahlung mit 2 Sitzungen täglich und um 5% bzw. 8,5% erniedrigter Dosis. Hinsichtlich der palliativen Resultate und der Nebenwirkungsraten wurden für die verschiedenen Fraktionierungsschemata keine signifikanten Unterschiede gefunden.

Ziel unserer Studie war, die therapeutischen Möglichkeiten, Vor- und Nachteile der akzelerierten Bestrahlung bei der Palliativbehandlung von peripher liegenden Knochenmetastasen aufzuzeigen.

Das von J. Ammon (persönliche Mitteilung) eingeführte Fraktionierungsschema erwies sich der konventionellen Bestrahlung gegenüber als überlegen hinsichtlich der Schmerzbeeinflussung. Durch die akzelerierte Bestrahlung zeigte

sich nicht nur eine signifikant bessere Beeinflussung der Schmerzsymptomatik
(90% gegenüber 74,5% bei konventioneller Therapie), beeindruckend war vor
allem der rasch eintretende Behandlungseffekt (durchschnittlich 3 Tage nach
Therapiebeginn).

Hinsichtlich des objektiven Therapieeffekts konnten wir zwischen beiden
Fraktionierungsschemata keinen signifikanten Unterschied nachweisen, weder in
der Häufigkeit einer Remineralisation noch in der Zeitspanne bis zum Auftreten
erster Rekalzifizierungszeichen auf dem Röntgenbild.

Bei allgemein guter Toleranz sahen wir stärkere Akutreaktionen nur bei einer
metastastischen Gelenkbeteiligung mit Synoviareaktion.

Sowohl subjektive als auch objektive Befundbesserung hielten in der weitaus
überwiegenden Mehrzahl bis zum Ableben der Patienten oder bei noch lebenden
Patienten über den beobachteten Zeitraum an (durchschnittlich 9 Monate). Es ist
möglich, daß längere Verlaufsbeobachtungen einen Unterschied in der Wirkungsdauer zwischen beiden Therapieschemata aufzeigen. In Anbetracht der jedoch
meist begrenzten Überlebenszeit der Patienten mit multiplen Knochenmetastasen
und der Möglichkeit einer erneuten Therapie sind wir der Meinung, daß die
akzelerierte Bestrahlung nicht nur auf Grund ihrer Effektivität, sondern auch
infolge der geringen zeitlichen Belastung der Patienten bei Extremitätenmetastasen einen wesentlichen Gewinn bringt.

5.3 Klinische Schlußfolgerungen

Das Auftreten von Knochenmetastasen bedeutet ein fortgeschrittenes Tumorstadium und somit, abhängig von der Lokalisation des Primärtumors, für den Patienten eine mehr oder weniger begrenzte Lebenserwartung.

Die vorausgegangenen Untersuchungen zeigen, daß die Radiotherapie, eventuell in Kombination mit Hormon- oder Chemotherapie, als die effektivste Methode in der Behandlung von Knochenmetastasen anzusehen ist. Zusätzlich zu
einer in 75–90% erreichbaren Schmerzbeeinflussung tritt in 55% der Fälle eine
röntgenologisch objektivierbare, lang anhaltende Remineralisation ein, wodurch
eine frakturbedingte Immobilisierung der Patienten verhindert oder beseitigt werden kann. Der objektive Therapieerfolg ist abhängig von der Häufigkeit und
Lokalisation der Knochenmetastasen sowie der Lokalisation des Primärtumors.

Ein posttherapeutisch röntgenologisch gesicherter Stillstand vorher progredienter Metastasierung, der in 35% durch die Strahlentherapie erreicht wurde,
bedeutet für die Patienten zumindest eine Aufrechterhaltung der bisherigen Lebensqualität.

Die Indikation zur Strahlentherapie ergibt sich somit bei

1. Schmerzsymptomatik,
2. Frakturgefahr metastatischer Destruktionen,
3. pathologischer Fraktur.

Der chirurgischen Intervention ist bei frakturgefährdeten Knochenmetastasen
oder bei bereits eingetretener pathologischer Fraktur ohne Fragmentdislokation

und ohne Myelonkompression die Radiotherapie infolge hoher Remineralisationsraten – insbesondere im Bereich der Wirbelsäule – vorzuziehen.

Dieses Vorgehen ist risikoärmer, mit geringeren Nebenwirkungen verbunden und insbesondere für Patienten mit multiplen Knochenmetastasen weniger belastend.

Als hervorragende Alternative zur konventionellen Strahlentherapie bietet sich die akzelerierte Bestrahlung für peripher liegende Knochenmetastasen an. Bei gleicher Remineralisierungsrate, wie sie mit üblicher Fraktionierung erreicht wird, führt diese Methode wesentlich schneller und häufiger zur Schmerzlinderung. Ein weiterer Vorteil liegt in der verkürzten Gesamtbestrahlungszeit und somit zeitlich geringen Belastung der Patienten.

Wirbelsäulenmetastasen und solitäre Metastasen sind unserer Meinung nach weiterhin mit konventioneller Fraktionierung wegen der höheren Strahlenempfindlichkeit des Rückenmarks bzw. wegen der bei solitären Metastasen erforderlichen höheren Gesamtdosis anzugehen. Hinzu kommt, daß wir in dem beobachteten Zeitraum hinsichtlich der Wirkungsdauer zwar keine Unterschiede zwischen beiden Fraktionierungsschemata finden konnten; es ist jedoch möglich, daß längere Verlaufsbeobachtungen einen Unterschied zwischen beiden Methoden aufzeigen.

Entscheidend für das therapeutische Konzept sind somit Tumorstadium und Lokalisation der Knochenmetastasen, wobei die Lokalisation des Primärtumors als prognostischer Faktor hinsichtlich des Therapieeffektes anzusehen ist.

6 Untersuchungen zur radiologischen Therapie- und Verlaufskontrolle von Knochenmetastasen

6.1 Szintigraphische und röntgenologische Kontrolluntersuchungen nach Strahlentherapie von Knochenmetastasen

6.1.1 Problemstellung und Zielsetzung

In der Verlaufs- und Therapiekontrolle von Knochenmetastasen wird die Wertigkeit von Skelettszintigramm und Röntgendiagnostik sehr unterschiedlich beurteilt [17, 34, 36, 39, 87, 103, 120, 121, 185, 205], ihr sinnvoller Einsatz bezüglich der klinischen Fragestellung nur ungenügend definiert. Anhand größerer Patientenkollektive sollen Aussagekraft und somit Indikation der radiologischen Untersuchungsverfahren in der Therapie- und Verlaufskontrolle von Skelettmetastasen überprüft werden.

6.1.2 Patientengut und Methodik

Bei 98 Patienten im Alter von 32–67 Jahren, die wegen Knochenmetastasen an 153 verschiedenen Skelettabschnitten eine Strahlentherapie erhielten, wurden über einen Zeitraum von mindestens 2 Jahren bzw. bis zum Ableben in regelmäßigen Abständen Skelettszintigramme und zum gleichen Zeitpunkt Röntgenkontrollen der bestrahlten Areale durchgeführt. Die Primärtumoren waren bei 81 Patienten Mammakarzinome, bei 11 Patienten Nierenzellkarzinome, bei 4 Patienten Prostatakarzinome und bei 2 Patienten Bronchialkarzinome. Alle Knochenmetastasen waren szintigraphisch und röntgenologisch nachgewiesen worden, in 76% lagen osteolytische Destruktionen, in 24% gemischtförmige Metastasen vor; 13 Metastasen waren solitär. Bei 28% der Metastasen bestand Frakturgefahr, in 31% lagen bereits pathologische Frakturen vor. In jeweils 3 Fällen fanden sich szintigraphisch stumme bzw. minderspeichernde Metastasen, alle übrigen Läsionen gingen mit fokal erhöhter Nuklidanreicherung einher. Tabelle 41 zeigt die topographische Verteilung der bestrahlten Skelettmetastasen unter Berücksichtigung pathologischer Frakturen und stabilitätsgefährdeter Areale.

Tabelle 41. Lokalisationshäufigkeit bestrahlter Knochenmetastasen (n = 153), pathologischer Frakturen (n = 47) und stabilitätsgefährdeter Läsionen (n = 43)

Lokalisation	Fallzahl	Pathologische Frakturen	Frakturgefahr
Halswirbelsäule	20	10	2
Brustwirbelsäule	47	13	17
Lendenwirbelsäule	39	16	9
Becken	27	4	6
Extremitäten	20	4	9

Die Indikation zur Strahlentherapie ergab sich aus vorhandener Schmerzsymptomatik und Belastungsinstabilität. Die Strahlentherapie erfolgte bei allen Patienten mit Kobalt-60-Gamma-strahlen in einer Fraktionierung von 5mal 2 Gy wöchentlich bis zu einer Gesamtherddosis von 40–50 Gy. Nahezu alle Patientinnen mit Mammakarzinom erhielten zusätzlich Hormon-therapie.

Zur Verlaufskontrolle der bestrahlten Läsionen wurden szintigraphische und röntgeno-logische Untersuchungen vor Beginn, unmittelbar nach Abschluß der Bestrahlung, innerhalb der folgenden 12 Wochen und dann in weiteren 3monatlichen Intervallen durchgeführt. Die Knochenszintigramme wurden 2–3 Stunden nach i.v.-Applikation von 550 MBq (15 mCi) ^{99m}Tc-MDP in ventraler und dorsaler Projektion zum Teil als Ganzkörper-, zum Teil als Einzel-aufnahmen unter Verwendung einer Gammakamera und eines hochauflösenden Kollimators angefertigt. Die Ergebnisse wurden in gleichbleibenden Befund, Zu- oder Abnahme von Intensi-tät, Zahl oder Größe der Nuklidanreicherung sowohl in bestrahlten Bezirken als auch insgesamt im Vergleich zum Ausgangsbefund unterteilt.

Die Röntgenuntersuchung der bestrahlten Skelettabschnitte erfolgte durch Übersichtsauf-nahmen in 2 Ebenen, eventuell zusätzliche Tomographien. Bei allen stabilitätsgefährdenden Metastasen im Bereich der Wirbelsäule wurden Schichtuntersuchungen routinemäßig durchge-führt. Zur Beurteilung der röntgenologischen Veränderungen wurden jeweils der Ausgangsbe-fund und alle darauffolgenden Röntgenuntersuchungen mit herangezogen. Kriterien für eine objektive Befundbesserung der osteolytischen und gemischtförmigen Metastasen waren eine Ausbildung von Randsklerosen und zentripetale Dichtezunahme durch Rekalzifizierung. Der Bestrahlungseffekt wurde unterteilt in:

1. ausgeprägte Remineralisation, die bei pathologischer Fraktur oder Frakturgefahr eine volle Belastungsfähigkeit ermöglichte,
2. mäßige partielle Remineralisation, die bei gleicher Situation eine Mobilisation unter ortheti-scher Versorgung erlaubte,
3. unveränderter Befund der Destruktionen und schließlich
4. Progression der bestrahlten Läsionen.

Die einzelnen szintigraphischen und röntgenologischen Ergebnisse wurden jeweils gemeinsam überprüft.

6.1.3 Ergebnisse

Therapieeffekt im Szintigramm

Abnahme der Nuklidspeicherung. Ein Rückgang der Nuklidspeicherung nach Strahlentherapie zeigte sich in 103 Regionen, wobei zum gleichen Zeitpunkt und auf wiederholten Verlaufskontrollen in 80% (n = 82) röntgenologisch eine Remi-neralisation verifiziert werden konnte. Dabei war die röntgenologisch nachweis-bare Rekalzifizierung in 38 bestrahlten Skelettabschnitten (46%) mäßigen Gra-des, in 44 Fällen (54%) ausgeprägt (Abb. 42a, b). Der früheste Zeitpunkt, zu dem eine szintigraphische Speicherabnahme mit einer röntgenologischen Rekalzifizie-rung korrelierte, war unmittelbar nach Abschluß der Radiotherapie, das längste Zeitintervall betrug 12 Monate (n = 4), in diesen 4 Fällen handelte es sich um pathologische Wirbelfrakturen. 13% (n = 14) der Metastasen, die nach Radiothe-rapie im Skelettszintigramm eine Intensitätsabnahme der primär vermehrten Ak-tivitätsanreicherung zeigten, wiesen röntgenologisch zum gleichen Zeitpunkt und, mit einer Ausnahme, auch auf wiederholten Röntgenaufnahmen einen un-veränderten Befund ohne Rekalzifizierungszeichen auf. Lediglich bei 1 Patienten zeigte sich röntgenologisch nach 6 Monaten eine mäßige und nach 8 Monaten

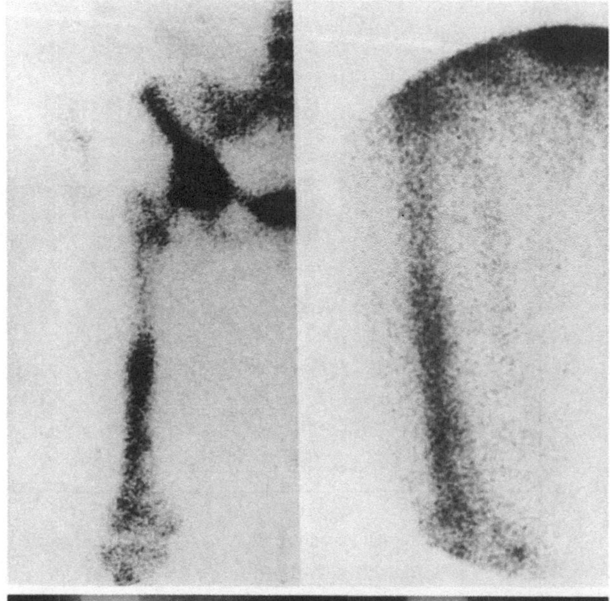

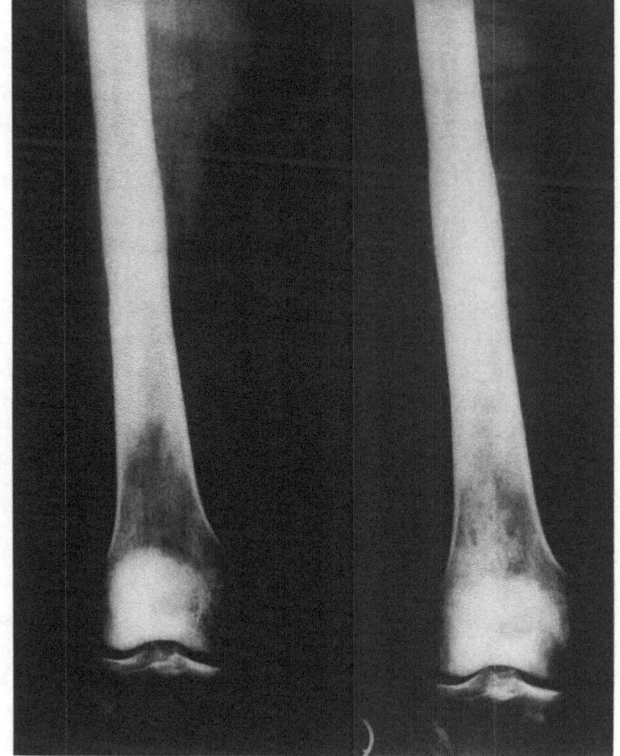

Abb. 42 a, b. Osteolytische Metastase rechter distaler Femur. **a** Szintigraphische Verlaufskontrolle vor (links) und nach (rechts) Radiotherapie mit Abnahme der Speicherintensität. **b** Röntgenologische Verlaufskontrolle mit Rekalzifizierung

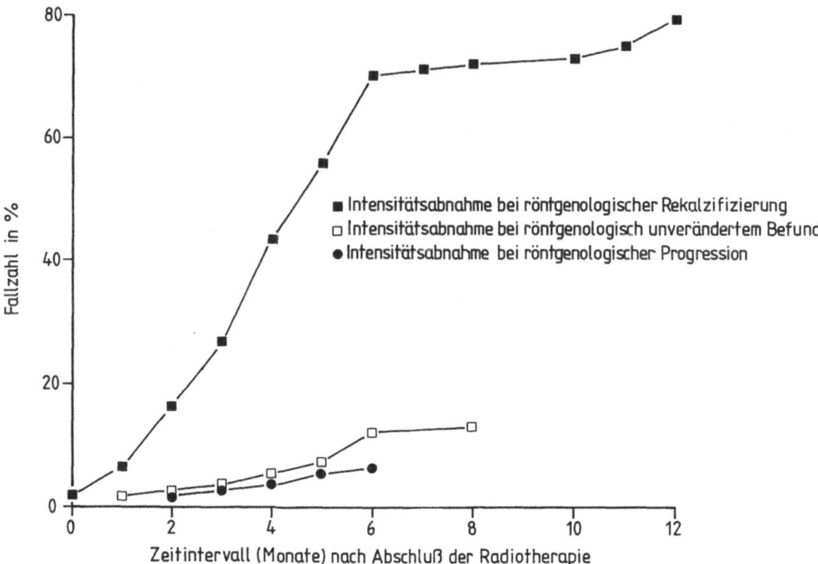

Abb. 43. Röntgenologisches Verhalten der im Verlauf vermindert speichernden Knochenmetastasen (n = 103)

eine ausgeprägte Remineralisation. 2 Patienten mit jeweils 2 bestrahlten Arealen zeigten bei abnehmender Nuklidanreicherung in einem Fall eine Remineralisation, im anderen Fall einen unveränderten Befund.

7% (n = 7) der osteolytischen Destruktionen ließen trotz Abnahme und Homogenisierung der Aktivitätseinlagerung zum gleichen Zeitpunkt und im weiteren Verlauf röntgenologisch eine Progression der bestrahlten Metastasen erkennen.

Die prozentuale Verteilung der vermindert speichernden Knochenmetastasen, die ein unterschiedliches röntgenologisches Verhalten aufwiesen, gibt in Abhängigkeit vom Zeitintervall nach Abschluß der Radiotherapie Abb. 43 wieder. Somit fand sich in der Beurteilung einer abnehmenden Aktivitätsspeicherung, die allgemein als Remission gewertet wird, eine Übereinstimmung mit dem klinischen und dem röntgenologischen Befund nach 3 Monaten in 27%, nach 6 Monaten in 70,6% und nach 12 Monaten in 80% der Fälle.

Zunahme der Nuklidspeicherung. Eine bei Verlaufskontrollen persistierende Intensitätszunahme oder Vergrößerung der bestrahlten Speicherareale lag in insgesamt 8 Fällen (5%) vor. In 3 bestrahlten Skelettabschnitten ließ sich auch auf röntgenologischen Verlaufskontrollen eine progrediente Metastasierung nachweisen, während in 2 Fällen die Zunahme der Radioaktivitätsspeicherung, die bei allen anschließenden Verlaufskontrollen (12 Monate) im unverändertem Ausmaß zur Darstellung kam, röntgenologisch mit einer Rekalzifizierung der Metastasen einherging (Abb. 44a, b). In 3 zunehmend speichernden Arealen war der Röntgenbefund 4 bzw. 5 Monate nach Abschluß der Strahlentherapie unverändert, die nachfolgenden röntgenologischen Verlaufskontrollen nach 7 bzw. 8 Monaten

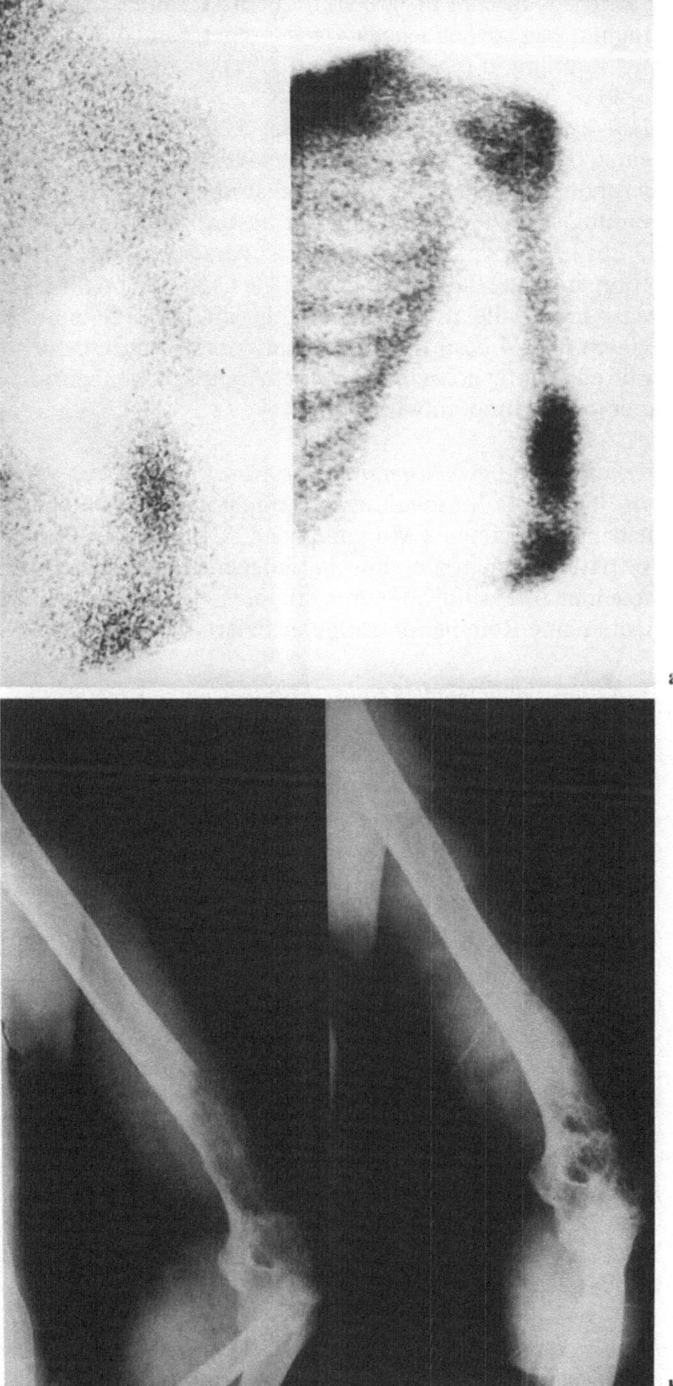

Abb. 44a, b. Osteolytische Metastase am linken Humerus vor und nach Strahlentherapie. **a** Szintigraphisch zunehmende Nuklideinlagerung. **b** Röntgenologisch Rekalzifizierung

ließen jedoch eine Progression der bestrahlten Metastasen erkennen. In Anbetracht dieser schließlich verzögert aufgetretenen Progression zeigt sich eine Übereinstimmung in 6 von 8 Fällen (75%).

Gleichbleibende Nuklidspeicherung. Eine unveränderte Traceranreicherung zeigten 36 bestrahlte Skelettabschnitte, wobei szintigraphische und röntgenologische Befunde in 9 Fällen (25%) übereinstimmten. 4 Destruktionen (11%) ließen röntgenologisch eine Progression der bestrahlten Metastasen erkennen, während an 23 Läsionen (64%) bei unverändert persistierender Nuklidmehranreicherung auf Röntgenkontrollaufnahmen zum gleichen Zeitpunkt eine Rekalzifizierung nachweisbar war, die in 14 Fällen mäßig und in 9 Fällen ausgeprägt war. 2 Patienten zeigten über 4 bestrahlten Arealen szintigraphisch einen unveränderten Befund, während röntgenologisch jeweils 1 Areal Rekalzifizierungen, 1 Areal einen unveränderten Befund aufwiesen.

Verhalten szintigraphisch stummer Metastasen. Alle 3 Patienten, deren Metastasen vor Beginn der Strahlentherapie eine homogene Nuklidverteilung gezeigt hatten, ließen in den ersten 2 Monaten nach Abschluß der Radiotherapie eine vermehrte Aktivitätsanreicherung mit anschließender, zwischen dem 4. und 5. Monat auftretender Intensitätsabnahme erkennen. Röntgenologisch konnte bei allen 3 Patienten eine Remineralisation verifiziert werden.

Verhalten minderspeichernder Metastasen („cold lesions"). Eine Zunahme der Traceranreicherung zeigten 2 der 3 initial minderspeichernden Knochenmetastasen, wovon eine Läsion rekalzifizierte, während die andere auf Röntgenkontrollen bis zu 2 Jahren unverändert zur Darstellung kam. Eine weitere minderspeichernde Destruktion änderte ihr szintigraphisches Verhalten nicht, während röntgenologisch eindeutig eine Progression nachzuweisen war.

„Scan flare". Eine initiale Größen- oder Intensitätszunahme pathologischer Speicherherde mit anschließender kontinuierlicher Abnahme der Speicherintensität, im Schrifttum auch als „scan flare" [187] bezeichnet, konnte bei 11 Fällen, d. h. 7% aller Metastasen und 10% der rekalzifizierenden Metastasen, beobachtet werden. Abbildung 45 zeigt den zeitlichen Verlauf der Traceranreicherung. Eine passagere Zunahme der regionalen Nuklideinlagerung konnte zum frühesten Zeitpunkt bereits zu Therapieende verzeichnet werden, in allen Fällen trat sie in den ersten 2 Monaten nach Abschluß der Strahlentherapie auf. Die nachfolgende Abnahme der Speicherintensität zeigte sich 2–6 Monate nach Abschluß der Radiotherapie, eine Normalisierung der Aktivitätsanreicherung fand sich lediglich in 1 Fall. Röntgenologisch waren zum Zeitpunkt der Intensitätsabnahme in 7 Fällen eine ausgeprägte und in 4 Fällen eine mäßige Remineralisation nachzuweisen.

Normalisierung der pathologischen Nuklidspeicherung. Eine homogene Aktivitätsanreicherung nach Strahlentherapie konnte bei 9 der 147 initial mehrspeichernden Skelettmetastasen festgestellt werden. Die Normalisierung des Knochenszintigramms über dem bestrahlten Skelettabschnitt trat 5–18 Monate nach Thera-

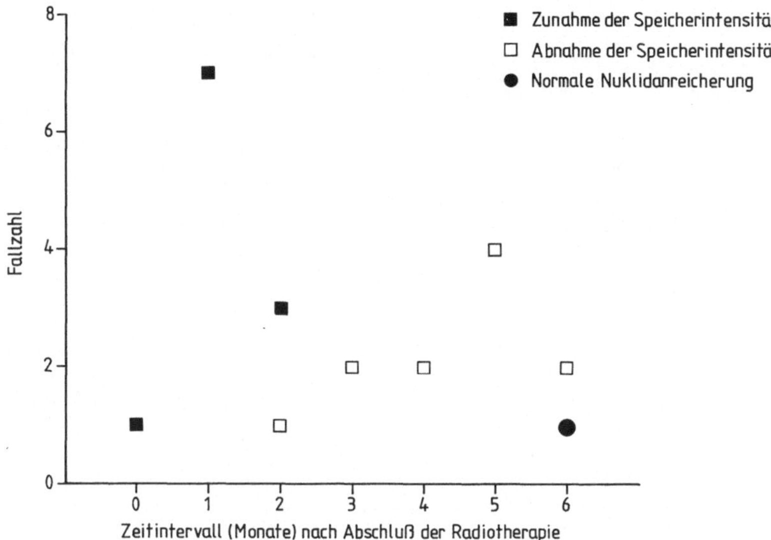

Abb. 45. „Flare"-Phänomen (n = 11)

pieende auf; lediglich in 1 Fall lag röntgenologisch ein unveränderter Befund vor, während die übrigen 8 Läsionen eine Rekalzifizierung zeigten. Bei nur 3 Patienten war über den bestrahlten Skelettabschnitten auf späteren Verlaufskontrollen eine Minderspeicherung zur Umgebung abzugrenzen.

Therapieeffekt im Röntgenbild

Röntgenologisch war eine Rekalzifizierung der bestrahlten Knochenmetastasen bei 111 der 153 Läsionen (72,5%) zu verifizieren. 27 metastatisch destruierte Areale (17,6%) zeigten anhand wiederholter Kontrollaufnahmen im Bestrahlungsbereich einen unveränderten Befund bei vorher progredienten Destruktionen. In 15 Fällen (9,8%) fand sich röntgenologisch eindeutig eine Progression.

Frakturgefährdete Skelettläsionen (n = 43) ließen in 42% (n = 18) eine ausgeprägte und in 26% (n = 11) eine mäßige Remineralisation erkennen, so daß eine volle Belastbarkeit der betroffenen Skelettabschnitte weiterhin möglich war. 16% der Fälle (n = 7) ließen einen unveränderten Befund der vor Bestrahlung progredienten Metastasen erkennen, so daß bei diesen Patienten, abhängig vom übrigen Skelettstatus, eine weitere Belastung mit orthetischer Versorgung verantwortet werden konnte. In 16% lag eine Progression vor.

Bei pathologischen Frakturen (n = 47) konnte anhand röntgenologischer Verlaufskontrollen in 40% (n = 19) eine ausgeprägte und in 28% (n = 13) eine mäßige Remineralisation abgegrenzt werden, die eine Remobilisierung der Patienten z. T. mit stabilisierender orthetischer Versorgung zuließ. 17% (n = 8) der bestrahlten pathologischen Frakturen waren unverändert abgrenzbar, während 15% (n = 7) eine Progression erkennen ließen.

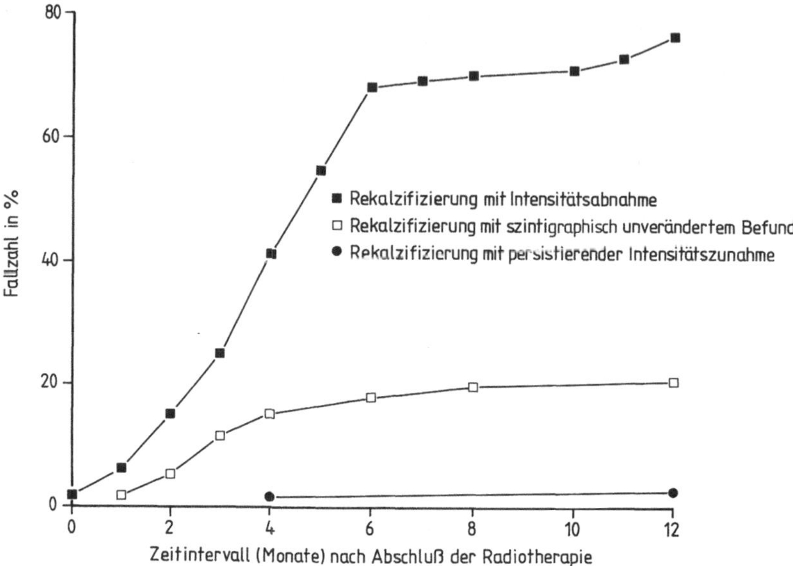

Abb. 46. Szintigraphisches Verhalten der rekalzifizierenden Knochenmetastasen (n = 111)

Rekalzifizierte Destruktionen. Bei 73,8% (n = 82) der 111 rekalzifizierten Metastasen lag das Kriterium der abnehmenden Nuklidspeicherung vor. 20,7% der
Fälle (n = 23) ließen trotz röntgenologisch nachgewiesener Remineralisation im
Knochenszintigramm eine unveränderte Größe und Intensität der fokalen Aktivi-
tätsvermehrungen erkennen. Bemerkenswert ist die Tatsache, daß 2 Patienten mit
mehreren rekalzifizierten Skelettabschnitten ein unterschiedliches szintigraphisches Verhalten zeigten, indem die Remineralisationen z. T. mit absinkender, z. T.
mit unveränderter Speicherung einhergingen.

Bei 1,8% (n = 2) der rekalzifizierten Läsionen kam szintigraphisch bei primärer Mehrspeicherung eine weitere, persistierende Intensitätszunahme zur Darstellung, während die Rekalzifizierung szintigraphisch stummer Metastasen (n = 3)
mit einer initialen Intensitätszunahme und nachfolgenden Speicherabnahme einherging. Die Rekalzifizierung einer minderspeichernden Läsion schließlich war
mit einer gleichbleibenden Intensitätszunahme verbunden.

Unter Einbeziehung der szintigraphisch stummen Metastasen, die im Verlauf
schließlich eine Speicherabnahme zeigten, lag in der Beurteilung eines positiven
Therapieeffektes bei Strahlentherapie, röntgenologisch durch Rekalzifizierungs-
zeichen verifizierbar, die Übereinstimmungsrate beider Untersuchungsmethoden
(Abb. 46) nach 3 Monaten bei 25,2%, nach 6 Monaten bei 68,4% und nach 12
Monaten bei 76,5%.

Röntgenologisch unveränderter Befund. Die 27 bestrahlten Skelettabschnitte, deren röntgenologische Verlaufskontrollen einen Status idem der vor Radiatio progredienten Destruktionen ergaben, zeigten in 33,3% (n = 9) auch szintigraphisch
keine Befundänderung. 51,9% der Läsionen (n = 14) wiesen jedoch eine Abnahme
der Speicherintensität auf, während bei 14,8% (n = 4) eine Intensitätszunahme zu

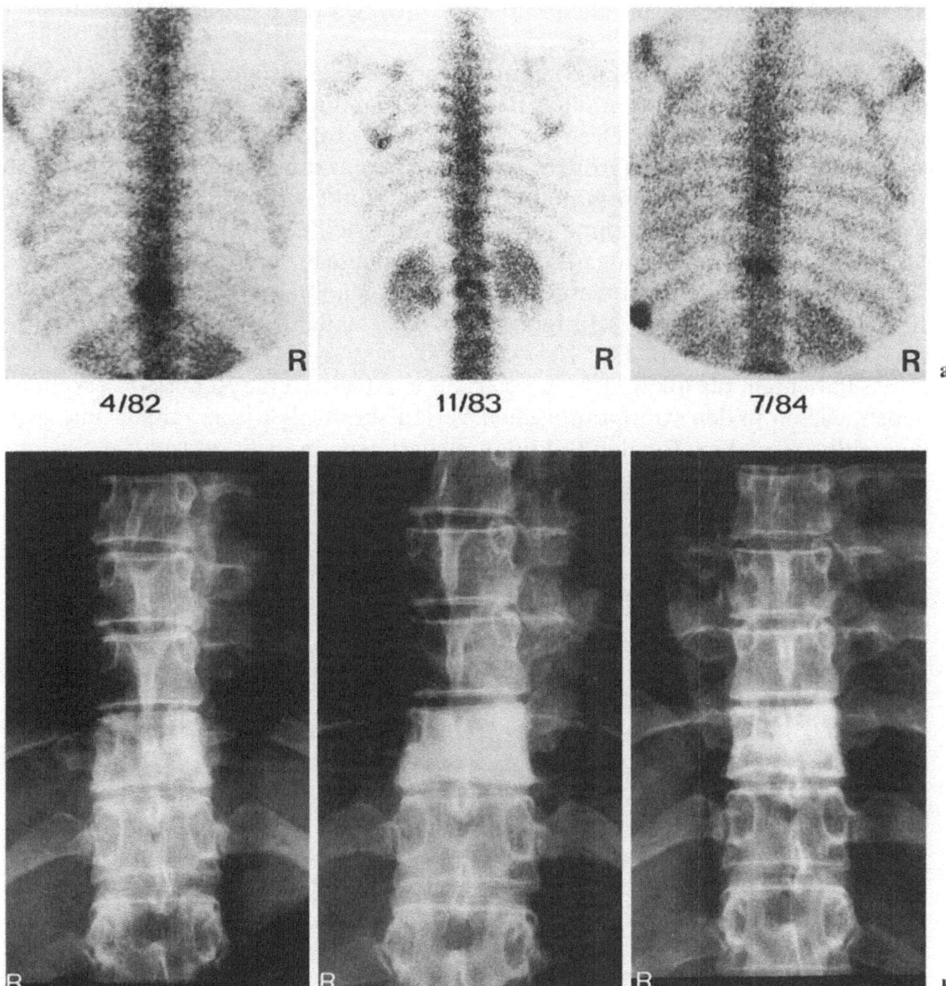

Abb. 47 a, b. Szintigraphische (a) und röntgenologische (b) Verlaufskontrolle einer gemischtförmigen Metastasierung in BWK 10 bei Mammakarzinom. *Links:* Ausgangsbefund mit szintigraphischer Mehranreicherung. *Mitte:* Rückgang der Speicherintensität nach Strahlentherapie sowie röntgenologische Rekalzifizierung. *Rechts:* Erneute Zunahme der Speicherintensität 2 Jahre nach Strahlentherapie. Röntgenologisch Dichteabnahme im Sinne einer Progression

verzeichnen war. Einschränkend soll jedoch festgestellt werden, daß 3 dieser Destruktionen röntgenologisch nach weiteren 3 Monaten eine Progression erkennen ließen.

Progrediente Destruktionen. Während und nach Strahlentherapie röntgenologisch progrediente Destruktionen zeigten eine Übereinstimmungsrate von 20%, d. h., bei 3 der 15 röntgenologisch progredienten Metastasen lag auch szintigraphisch eine Intensitäts- und Größenzunahme der Aktivitätsmehranreicherung vor. 46,7% der Fälle (n = 7) hingegen ließen eine Intensitätsabnahme erkennen,

33,3% (n = 5) änderten auf allen Verlaufskontrollen (2–6 Monate) ihr szintigraphisches Verhalten nicht.

Lediglich röntgenologisch erkennbar war in 2 Fällen eine erneute Progression remineralisierter Metastasen nach 10 Monaten und in 3 Fällen eine Progression zunächst gleichbleibender Destruktionen nach 9 Monaten. Bei allen 5 Läsionen war röntgenologisch eine Größen- und Transparenzzunahme der Metastasen zu verzeichnen, während sich zum gleichen Zeitpunkt szintigraphisch die Herde nach initialer Speicherabnahme unverändert darstellten.

Übereinstimmend konnte in 4 Fällen eine erneute Progression nach 12, 16 und 24 Monaten nachgewiesen werden, indem röntgenologisch eine fortschreitende Knochendestruktion und szintigraphisch eine zunehmende Speicherintensität nachzuweisen war (Abb. 47a, b).

33 Patienten, die lokal, d. h. in bestrahlten Arealen, eine Remission erkennen ließen, wiesen in den szintigraphischen Verlaufskontrollen eine zahlen- und größenmäßige Zunahme fokaler Nuklidanreicherungen in nicht bestrahlten Skelettabschnitten auf. Die Progression wurde bei allen 33 Patienten durch gezielte Röntgenkontrollaufnahmen bestätigt.

6.1.4 Diskussion

Strahlen-, Chemo- und Hormontherapie können zu einer Devitalisierung von Tumorzellen mit Hemmung der tumorinduzierten Knochenneubildung führen oder zusätzlich eine reparative Remineralisation bewirken [159]. Bei der Behandlung von Knochenmetastasen sind zur Beurteilung des Therapieeffektes neben klinisch-biochemischen Befunden radiologische Untersuchungsverfahren unerläßlich. Während die röntgenologischen Kriterien eines positiven Therapieeffektes bei osteolytischen und gemischtförmigen Metastasen – Wachstumsstillstand, Sklerosierung – unbestritten sind [48, 99, 100, 112, 159, 217], werden die szintigraphischen Kriterien und die Wertigkeit der Skelettszintigraphie in der Verlaufskontrolle von Knochenmetastasen im Schrifttum sehr unterschiedlich angegeben [16, 17, 34, 36, 69, 79, 80, 87, 99, 103, 112, 121, 126, 137, 138, 150, 151, 164, 165, 185, 187, 194, 195, 202, 205]. Bitran et al. [17] berichten von einer Verlaufskontrolle bei 25 chemotherapeutisch behandelten Patienten mit Knochenmetastasen infolge eines Mammakarzinoms und fanden bei 3 Patienten mit szintigraphischer Besserung und bei 12 Patienten mit unverändertem szintigraphischem Befund die gleiche signifikant höhere Überlebensrate wie bei Patienten mit progredientem Knochenszintigramm. Dementsprechend wird in der Beurteilung eines Therapieerfolges die Skelettszintigraphie als Verfahren mäßiger Sensivität betrachtet und ein Heranziehen klinischer, laborchemischer und röntgenologischer Parameter gefordert. Ebenso zeigten Loeffler et al. [150] und Lokich [151] anhand von Fallbeschreibungen, daß szintigraphische Verlaufskontrollen zur Beurteilung eines Therapieeffektes auf Grund ihrer Unspezifität der Röntgenkontrolle unterlegen sind. Auch Hermann et al. [99], Kampmann et al. [112], Kolar [126], Rey et al. [202] und Knop et al. [121] fordern, zur richtigen Deutung des nuklearmedizinischen Befundes zusätzliche Röntgenaufnahmen und den klinischen Verlauf heranzuziehen.

So fanden auch Hortobagyi et al. [103], daß bei 91% ihrer Mammakarzinompatienten unter Chemotherapie die röntgenologische Beurteilung mit der klinischen Befundbesserung korrelierte, während die Übereinstimmungsrate von szintigraphischem und klinischem Befund bei 57% lag. Die Autoren sind der Meinung, daß röntgenologische Verlaufskontrollen die zweckmäßigste Untersuchungsmethode zur Bewertung des Therapieeffektes darstellen und in Kombination mit szintigraphischen und laborchemischen Parametern (insbes. CEA) eine exakte Beurteilung ermöglichen.

Im Gegensatz dazu stellten Citrin et al. [36] röntgenologisch bei 2 und szintigraphisch bei 10 von 34 Patienten mit Mammakarzinom, Pabst et al. [185] und Langhammer et al. [138] bei 14 von 36 Patienten mit Prostatakarzinom unter Chemo- und Hormontherapie eine Befundbesserung fest, die sie an einer intensitäts-, zahlen- und größenmäßigen Abnahme der Speicherherde feststellten. Von diesen Autoren wird somit die szintigraphische Verlaufskontrolle in einem Intervall von 3–6 Monaten als überlegene Methode in der Beurteilung eines Therapieeffektes angesehen.

Rossleigh et al. [205] berichten, daß bei 74% ihrer chemotherapeutisch behandelten Mammakarzinompatientinnen szintigraphische Verlaufskontrollen den Therapieeffekt korrekt wiedergaben und betrachten somit die Knochenszintigraphie als höchst sensitive Methode. Auch Pollen et al. [193] und Lumbroso et al. [153] beurteilen die szintigraphische Verlaufskontrolle bei Radio- und Hormontherapie von Prostatakarzinommetastasen als entscheidendes diagnostisches Hilfsmittel.

Knop et al. [121] fanden mittels quantitativer Funktionsszintigraphie bei bestrahlten Osteolysen in den ersten 4 Wochen eine zunehmende Traceranreicherung mit anschließender Abnahme und Normalisierung der Meßwerte in 54,5% der Fälle nach 28–50 Wochen. Die Autoren weisen allerdings einschränkend darauf hin, daß in allen Fällen vor diesem Zeitpunkt röntgenologisch bereits Rekalzifizierungen erkennbar waren, so daß eine frühzeitige szintigraphische Interpretation nur in Korrelation zum Röntgenbefund erhoben werden kann. Übereinstimmend mit anderen Literaturangaben [34, 36, 48, 193, 194] konnten Knop et al. bei bestrahlten osteoplastischen Metastasen keine Änderung im Röntgenbild verzeichnen, während szintigraphisch in Übereinstimmung zur subjektiven Befundbesserung eine Minderung der Traceranreicherung zu verzeichnen war.

Die Diskrepanz zwischen den einzelnen Studien dürfte dadurch zu erklären sein, daß der prozentuale Anteil der verschiedenen Metastasentypen (osteolytisch, gemischtförmig, osteoplastisch) große Unterschiede aufweist bzw. nicht definiert ist. So beinhalten die genannten Arbeiten von Pollen et al., Citrin et al., Langhammer et al., Papst und Lumbroso et al. ausschließlich oder in überwiegendem Anteil osteoplastische Knochenmetastasen, deren objektives Ansprechen auf eine Therapie bei gleichbleibender oder nur gering verminderter Dichte des Skleroseherdes röntgenologisch schwieriger als bei osteolytischen oder gemischtförmigen Metastasen zu diagnostizieren ist und nur durch sorgfältigen Vergleich sämtlicher Kontrollaufnahmen mit dem Ausgangsbefund verifiziert werden kann; nach Pollen et al. kann sich ein Therapieerfolg bei osteoplastischen

Metastasen allerdings auch in einer Größenzunahme des Sklerosierungsherdes äußern.

Demgegenüber wird in der Literatur [28, 36, 69, 137, 138, 185, 194] ein positiver Therapieeffekt szintigraphisch allgemein als Abnahme der Radioaktivitätsspeicherung definiert, ein Kriterium, das unseren Ergebnissen nach, wenngleich in geringerem Prozentsatz (7%), auch bei progredienten Metastasen infolge Depression der Osteoblastentätigkeit durch rasches Tumorwachstum anzutreffen ist.

In Übereinstimmung mit den Ergebnissen von Condon et al. [40], Kolar et al. [126], Hortobagyi et al. [103], Levenson et al. [143] und Loeffler et al. [150] lassen unsere Studien folgende Rückschlüsse zu:

Szintigraphische Verlaufskontrollen können zwar die Wirksamkeit einer Therapie früher widerspiegeln als das Röntgenbild, eine Deutung des szintigraphischen Befundes ist jedoch nur in Verbindung mit röntgenologischen Kontrolluntersuchungen unter Berücksichtigung der Klinik und laborchemischer Parameter zulässig.

Wenngleich in unserem Kollektiv eine Minderung der Radioaktivitätseinlagerung in 80% signifikant häufiger mit einer Rekalzifizierung der bestrahlten Metastasen einherging, kann dieser Effekt sowohl bei zunehmender Ausreifung der reparativen Reossifikation als auch bei Normalisierung der tumorinduzierten Knochenneubildung (13%) oder bei Depression der Osteoklasten durch rasches Metastasenwachstum (7%) auftreten, da das szintigraphische Verhalten lediglich den Grad der Osteoblasentätigkeit und der Vaskularisation widerspiegelt.

Gleiches gilt für eine Normalisierung pathologischer Nuklidanreicherungen. Während wir eine vollständige Rückbildung szintigraphischer Herde nur in Verbindung mit positivem Therapieeffekt beobachteten, berichten Hammond et al. [87] über eine Normalisierung des szintigraphischen Befundes bei progredienter osteolytischer Metastasierung.

Schwierigkeiten in der szintigraphischen Befundinterpretation ergeben sich auch beim Kriterium der zunehmenden Traceranreicherung, die allgemein als Progression der ossären Metastasierung gedeutet wird. Im Gegensatz zu Citrin et al. [36], Papst et al. [185], Langhammer et al. [138] und Galasko et al. [69] konnten wir bei primär mehrspeichernden, minderspeichernden und szintigraphisch stummen Metastasen nachweisen, daß eine persistierende Größen- und Intensitätszunahme auch bei fehlender Progression (37%) oder bei positivem Therapieeffekt (25%), röntgenologisch durch unveränderten Befund oder Rekalzifizierung von Destruktionen objektivierbar, beobachtet werden kann. Die unspezifische Intensitätszunahme von bekannten Läsionen kann somit Steigerung der tumorinduzierten Knochenneubildung oder reparative Reossifikation bedeuten und bedarf, wie jeder szintigraphische Befund, der artdiagnostischen Bestätigung durch das Röntgenbild.

Besonderes Interesse verdient das erstmals 1975 von Gillespie et al. [75] beschriebene Flare-Phänomen. Hierbei handelt es sich um eine kurz nach Therapie zu beobachtende, passagere Zunahme der Tracereanreicherung, die auch mit dem Auftreten neuer Aktivitätsfokusse verbunden sein und somit eine Progression vortäuschen kann. Diese Autoren konnten jedoch keinen signifikanten Zusammenhang zwischen positivem Therapieeffekt und passager registriertem Radioaktivitätsanstieg beweisen. Im Gegensatz dazu sahen McNeil [165], Rossleigh et al. [205], Lokich [151], Loeffler et al. [150], Parbhoo [187], Pollen et al. [195], Coombes et al. [42], Gold et al. [80] und Knop et al. [121] bei chemo-, hormon- oder radiotherapeutisch behandelten Mamma- und Prostatakarzinommetastasen eine weitere Zunahme mit nachfolgender Abnahme der Nuklidanreicherung nur bei positivem Therapieeffekt, der klinisch, röntgenologisch und anhand weiterer Kontrollszintigramme verifiziert wurde. Unsere Studie, die ein Flare-Phänomen ebenfalls nur bei rekalzifizierten Metastasen aufzeigte, bestätigt die Auffassung dieser Autoren, daß der Flare-Effekt als beginnender Heilungsprozeß aufzufassen ist, indem die initiale Intensitätszunahme die gesteigerte osteogenetische Aktivität im Sinne einer Remineralisation widerspiegelt, während die anschließende Intensitätsabnahme die zunehmende Konsolidierung des neugebildeten Knochengewebes ausdrückt.

In Übereinstimmung mit den obengenannten Ergebnissen von Knop, Pollen und Rossleigh et al. konnte die vorübergehende intensitäts- und größenmäßige Zunahme der Nuklidanreicherung bei allen Patienten innerhalb der ersten 8 Wochen nach Abschluß der Strahlentherapie registriert werden, während eine Speicherabnahme spätestens nach 6 Monaten auftrat. Neu auftretende Aktivitätsfokusse im Rahmen des Flare-Phänomens konnten wir im Gegensatz zu McNeil, Rossleigh et al. und Pollen et al. nicht finden, was dadurch zu erklären ist, daß der Effekt der in unserer Studie durchgeführten Radiotherapie lokal begrenzt ist.

In Übereinstimmung mit Pollen, McNeil und Rossleigh et al. ist festzustellen, daß der Flare-Effekt, der unseren Ergebnissen nach bei 10% der rekalzifizierenden Destruktionen auftrat, ein relativ seltenes Phänomen ist und daß seine Diagnose vom klinischen Befund, röntgenologischen und klinischen Verlaufskontrollen abhängig zu machen ist.

Analog zu den Ergebnissen von Hortobagyi et al. [103], Kampfmeier et al. [111] und Citrin et al. [36] fanden wir bei unverändertem szintigraphischem Befund eine objektive Befundbesserung in 64%, eine Progression der Metastasen in 11%. Einschränkend sollte allerdings darauf hingewiesen werden, daß nach Castronovo et al. [28] und Condon et al. [40] leichtere Abweichungen in der Aktivitätsverteilung (ca. 20%) nur mittels quantitativer Funktionsszintigraphie überprüft werden können. Dieses Verfahren erfordert jedoch einen größeren Zeit- und Kostenaufwand und birgt den Nachteil, nur die individuelle Läsion zu erfassen, im Gegensatz zur qualitativen Knochenszintigraphie, die eine Beurteilung des gesamten Skelettsystems ermöglicht.

In Anbetracht der mangelnden Spezifität und der verschiedenen Interpretationsmöglichkeiten eines nuklearmedizinischen Befundes kann der Meinung von Citrin et al. [36], Lumbroso et al. [153], Rossleigh et al. [205], Papst et al. [185], Pollen et al. [194] und Langhammer et al. [138], die zur Beurteilung des Therapieeffektes szintigraphische Kontrollen in 3- bis 6monatigem Abstand empfehlen, nur insoweit zugestimmt werden, als das Auftreten weiterer bisher unbekannter Metastasen durch das Ganzkörperszintigramm am einfachsten festgestellt werden kann.

Das Vorgehen der gemeinsamen Verlaufsbeurteilung szintigraphischer und röntgenologischer Ergebnisse erscheint um so mehr gerechtfertigt, als in keiner Arbeit auf das Problem der Belastungsfähigkeit osteolytischer oder gemischtförmiger Metastasen eingegangen wird, die sowohl nach Literaturangaben [48] als auch nach eigenen Ergebnissen mit ca. 80% den weitaus häufigsten Anteil einnehmen. Zwar können, vor allem bei systemischer Therapie, szintigraphische Verlaufskontrollen unter Berücksichtigung klinischer und laborchemischer Parameter oftmals die allgemeine Tumorregression oder -progression widerspiegeln, zur Beurteilung statisch gefährdeter Skelettabschnitte sind sie jedoch nicht geeignet. Hierzu sind unbedingt Röntgenaufnahmen heranzuziehen.

Wie unsere Ergebnisse zeigen, konnte allein durch röntgenologische Kontrollen bei belastungsinstabiler Metastasierung in 68% der Fälle eine Rekalzifizierung und in 16% der Fälle eine Stabilisierung vorher progredienter Destruktionen aufgezeigt werden, so daß eine Mobilisation der Patienten, z. T. mit stabilisierender orthetischer Versorgung, zu verantworten war.

Nicht teilen können wir die Meinung von Coombes et al. [42], McNeil [165], Citrin et al. [36] und Parbhoo et al. [187], daß röntgenologisch ein positiver Therapieeffekt erst nach mehreren Monaten nachzuweisen ist. In Übereinstimmung mit den unter systemischer Therapie gewonnenen Ergebnissen von Hortobagyi et al. [103] und Deemarski et al. [48] fanden wir bereits zu Therapieende vereinzelt Sklerosierungszeichen. Nach 2 Monaten war eine Remineralisation bei 21% (n = 23) der rekalzifizierenden Läsionen nachzuweisen, die szintigraphisch zum gleichen Zeitpunkt zu 74% eine Intensitätsabnahme und zu 26% eine unveränderte Nuklidanreicherung erkennen ließen (Abb. 46). 6 Monate nach Therapieende hingegen ließen 88% der Fälle eine röntgenologisch verifizierbare Befundbesserung erkennen, während wiederum das unterschiedliche szintigraphische Verhalten rekalzifizierender Metastasen deutlich zum Ausdruck kam, indem in 77,5% eine Intensitätsabnahme, in 20,5% eine gleichbleibende und in 2% eine zunehmende Aktivitätsverteilung abzugrenzen war.

Die Auffassung von Loeffler et al. [150], Lokich [151], Hortobagyi et al. [103], Libshitz [145], Kolar et al. [127], Kampmann et al. [112] und Hermann et al. [99], daß bei positivem Röntgenbefund zur Beurteilung des Therapieeffektes das Röntgenbild an erster Stelle heranzuziehen ist, können wir auch in Anbetracht unserer Ergebnisse bei röntgenologisch unveränderten oder progredienten Metastasen bestätigen. Beide Kategorien zeigten ebenfalls ein völlig unspezifisches szintigraphisches Verhalten, indem bei nahezu 50% der Fälle eine Intensitätsabnahme zu verzeichnen war.

Bei alleiniger szintigraphischer Befundinterpretation hätte dieses Verteilungsmuster zu der Fehlinterpretation eines postiven Therapieeffektes geführt.

Insbesondere bedarf eine wieder auftretende Schmerzsymptomatik bei primär erfolgreich behandelten Knochenmetastasen dringend der röntgenologischen Kontrolle, da eine Zunahme der osteolytischen Komponente für ein Fortschreiten des metastatischen Prozesses spricht. Der szintigraphische Befund hingegen kann, wie in unserer Studie an 5 Fällen demonstriert, infolge der geringen reaktiven Knochenneubildung unverändert bleiben.

Andererseits ist die szintigraphische Verlaufskontrolle als komplementäres Untersuchungsverfahren in regelmäßigen Abständen indiziert, um unter und nach Therapie das Auftreten neuer Speicherherde, die meist die allgemeine Tumorprogression ausdrücken, frühzeitig erfassen und behandeln zu können.

In Übereinstimmung mit den Ergebnissen von Pollen et al. [195], die unter systemischer Therapie ein unterschiedliches Ansprechen der Knochenmetastasen bei demselben Patienten beschrieben, fanden wir bei 4 Patienten, die jeweils über 2 verschiedenen Skelettabschnitten bestrahlt wurden, ein unterschiedliches röntgenologisches Verhalten der Läsionen, während das szintigraphische Verhalten gleich war. Bei 2 Patienten mit mehreren rekalzifizierten Skelettabschnitten hingegen fiel ein unterschiedliches szintigraphisches Verhalten der Metastasen auf. Diese Resultate verdeutlichen die Heterogenität und die komplexen Reaktionsmöglichkeiten von Knochenmetastasen und unterstreichen die Wichtigkeit einer gemeinsamen szintigraphisch-röntgenologischen Beurteilung unter Berücksichtigung der klinischen Symptomatik in der Therapiekontrolle von Knochenmetastasen.

6.2 Röntgenologische Kontrolluntersuchungen zum Nachweis eines positiven Therapieeffektes

6.2.1 Problemstellung und Zielsetzung

In der Literatur wird das Intervall von Kontrolluntersuchungen nur ungenau definiert [39, 48, 103, 145, 216]. Bei nachgewiesenem positiven Therapieeffekt soll durch röntgenologische Verlaufskontrollen die Zeitspanne bis zum Auftreten von Remineralisationszeichen anhand eines größeren Patientenkollektivs erfaßt werden, um ein sinnvolles Vorgehen in der Nachsorge von Patienten mit Knochenmetastasen aufzuzeigen.

6.2.2 Patientengut und Methodik

Von 295 bestrahlten Skelettregionen, die nach Strahlentherapie eine Rekalzifizierung zeigten, wurden Röntgenaufnahmen vor Beginn, unmittelbar nach Abschluß der Radiotherapie sowie in den folgenden 8 Wochen und dann in weiteren 2monatlichen Intervallen (bis zu 16 Monaten) hinsichtlich erster Rekalzifizierungszeichen analysiert und das weitere röntgenologische Verhalten überprüft. In allen Fällen lagen osteolytische (80%) oder gemischtförmige (20%) Metastasen vor.

6.2.3 Ergebnisse

Abbildung 48 zeigt die Intervalle bis zur röntgenologischen Verifizierung erster Remineralisationszeichen. Frühestens fanden sich Rekalzifizierungstendenzen osteolytischer oder gemischtförmiger Metastasen, erkennbar an einer Randsklerose oder leichten Dichtezunahme, unmittelbar nach Abschluß der Radiotherapie (20%), spätestens 12 Monate nach Therapieende (2%) (durchschnittlich nach 2,7 Monaten). Drei Monate nach Strahlentherapie zeigten bereits 68% der bestrahlten Destruktionen eine mehr oder weniger ausgeprägte Rekalzifizierung, die sich bei weiteren Verlaufskontrollen intensivierte, so daß Patienten mit belastungsinstabilen Destruktionen voll remobilisiert werden konnten (Abb. 49).

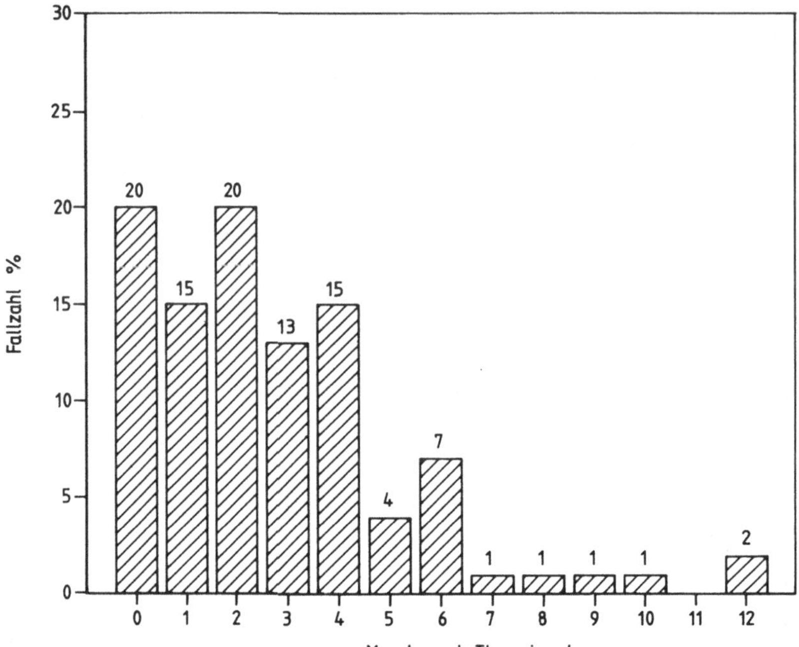

Abb. 48. Zeitspanne bis zum Auftreten röntgenologischer Rekalzifizierungszeichen nach Radiotherapie von Knochenmetastasen (n = 295)

In 12 Fällen war auf den Kontrollaufnahmen unmittelbar zu Therapieende eine Größenzunahme der Destruktionen im Vergleich zum Ausgangsbefund zu verzeichnen; all diese Läsionen ließen jedoch auf den nachfolgenden Röntgenkontrollen eine beginnende Remineralisation, die weiterhin zunahm, erkennen.

Eine maximale Rekalzifizierung von Destruktionen mit Rückgewinnung der normalen Knochenstruktur fanden wir nur in einem Fall 12 Monate nach Therapieende; bei allen übrigen Patienten blieb die trabekuläre Zeichnung deutlich verdichtet.

6.2.4 Diskussion

Nach Haase et al. [86] und Garmatis et al. [72] sind Zeichen einer Rekalzifizierung röntgenologisch 3–6 Wochen nach Beendigung der Strahlentherapie abzugrenzen. Schocker et al. [216], Hortobagyi et al. [103] und Deemarsky et al. [48] sind der Meinung, daß der positive Therapieeffekt sogar erst 3–6 Monate nach Therapieende röntgenologisch verifiziert werden kann.

Abb. 49. a Instabile Osteolyse an BWK 5 dorsal. Lagerung im Gipsbett. **b** Kontrolle bei 40 Gy konventioneller Strahlentherapie. Mäßige Rekalzifizierung. Belastungsbeginn unter Orthese. **c** 2 Monate nach Therapieende. Ausgeprägte Rekalzifizierung. Belastungsstabilität

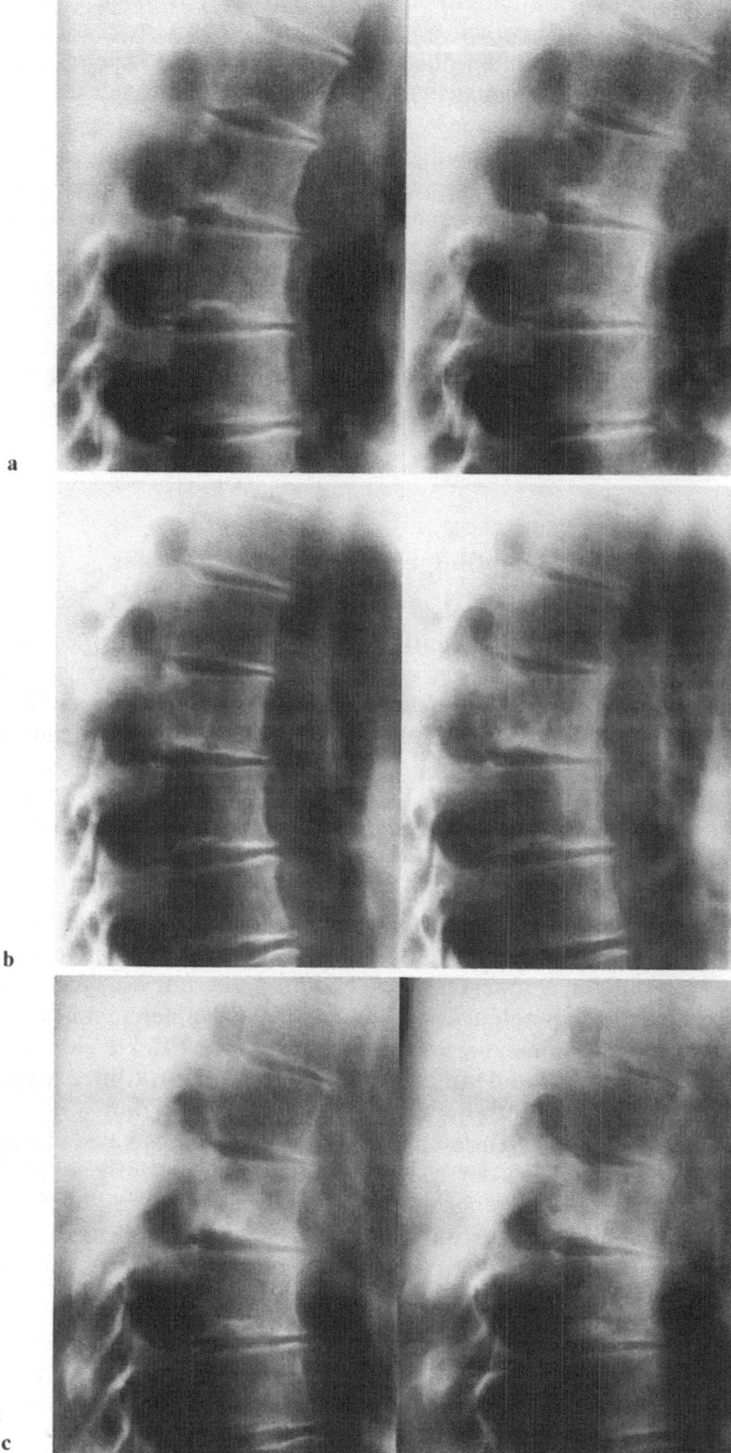

In unserem Patientenkollektiv fanden sich Zeichen eines reparativen Knochenprozesses wesentlich früher. Dieses Ergebnis stimmt auch mit den in 5.2.4 gewonnenen Resultaten überein, indem bei akzelerierter Bestrahlung die frühesten Rekalzifizierungszeichen bereits einen Monat nach der Radiatio abzugrenzen waren.

Eine möglichst frühzeitige Erfassung reparativer Knochenprozesse ist im Hinblick auf das weitere therapeutische Vorgehen und hinsichtlich der für den Patienten resultierenden Konsequenzen bezüglich der Mobilisierbarkeit eminent wichtig.

In Übereinstimmung mit Hortobagyi et al. [103] und Wieland et al. [250] sind wir der Auffassung, daß eine unter oder unmittelbar nach Strahlentherapie sich zeigende Größen- und Transparenzzunahme der Destruktionen bei subjektiver Befundbesserung nicht mit einer Progression gleichzusetzen ist, da weitere Verlaufskontrollen Rekalzifizierungen erkennen lassen können.

6.3 Klinische Schlußfolgerungen

Röntgenologische und szintigraphische Verlaufskontrollen stellen zur Beurteilung eines Therapieeffektes bei Knochenmetastasen keine konkurrierenden, sondern sich ergänzende Untersuchungsverfahren dar. Während Röntgenübersichtsaufnahmen und insbesondere Tomographien zur Abgrenzung von Rekalzifizierungen und zur Beurteilung der Belastbarkeit eminent wichtig sind, spiegelt das Szintigramm die allgemeine Tumoraktivität am gesamten Skelettsystem, wie z. B. das Auftreten neuer Herde, wider. Eine richtige Deutung des nuklearmedizinischen Befundes erfordert den regelmäßigen Vergleich dieser Ergebnisse mit Röntgenkontrollen und der klinischen Symptomatik, da das Kriterium sowohl der abnehmenden als auch der zunehmenden Radioaktivitätseinlagerung unspezifisch ist und sowohl bei Progression als bei Regression angetroffen werden kann.

Besonderer Aufmerksamkeit bedarf eine unter oder kurz nach Therapie abgrenzbare röntgenologische Größenzunahme einer metastatischen Läsion und das Flare-Phänomen im Szintigramm, da beide Effekte eine Befundverschlechterung vortäuschen und nur anhand weiterer Verlaufskontrollen und der klinischen Befundbesserung zutreffend interpretiert werden können.

Eine optimale Beurteilung des Therapieeffektes kann nur durch einen systematischen Vergleich der röntgenologischen und szintigraphischen Verlaufskontrollen mit dem Ausgangsbefund in Zusammenhang mit klinischen und laborchemischen Parametern erbracht werden.

Für die klinische Verhaltensweise ergeben sich daraus folgende Konsequenzen:

1. Bei röntgenologisch positiven Knochenmetastasen ist in erster Linie die röntgenologische Verlaufskontrolle heranzuziehen, die bei konventioneller Radiotherapie unmittelbar nach Abschluß der Bestrahlungsserie und innerhalb der ersten 3 Monate 4wöchentlich durchgeführt werden sollte.

Im Falle einer akzelerierten Bestrahlung wäre die erste sinnvolle Röntgenkontrolle nach 4 Wochen anzusetzen. Für die weitere Nachsorge bestrahlter Knochenmetastasen erwiesen sich hinsichtlich der Röntgenkontrollen Zeitintervalle von 2 Monaten als am aussagekräftigsten.

Dieses Vorgehen läßt den Stabilitätsgewinn frühzeitig erkennen und kann für Patienten mit belastungsinstabilen Läsionen infolge Remobilisation eine entscheidende Verbesserung der Lebensqualität bedeuten.

2. Jede Befundverschlechterung der klinischen Symptomatik erfordert die gezielte Abklärung der schmerzhaften Skelettregionen durch Röntgenaufnahmen und eventuell Tomographien, um eine Therapie einleiten bzw. ändern zu können.

3. Bietet der Röntgenbefund keine ausreichende Erklärung für die Schmerzsymptomatik, ist eine Skelettszintigraphie zur Aufdeckung von neuen Umbauzonen indiziert.

4. Zur Beurteilung der allgemeinen Tumorprogression bzw. -regression sind szintigraphische Verlaufskontrollen in 6monatigem Abstand durchzuführen, um neu auftretende Herde frühzeitig erfassen und der entsprechenden Therapie zuleiten zu können.

5. Bei plötzlich auftretenden Schmerzsituationen empfiehlt sich ebenfalls die Durchführung eines Szintigramms, um eine eventuell fortgeleitete Schmerzsymptomatik (im Sinne gelenkprojizierter Schmerzen) besser zuordnen zu können.

6. In speziellen Fällen erwies sich die Cmputertomographie bereits in der Diagnosefindung als gewinnbringendes Verfahren und sollte unserer Meinung nach in diesen Fällen im Rahmen der Nachsorge zum Einsatz kommen.

7 Zusammenfassung

Anhand von 3328 klinisch oder szintigraphisch suspekten Skelettabschnitten wurde die Aussagekraft verschiedener radiologischer Untersuchungsverfahren analysiert. Die Untersuchungsmethoden – konventionelle und Mehrphasenskelettszintigraphie, konventionelles Röntgen, Computertomographie und Sonographie – wurden auf Validität, Praktikabilität, vom Patienten abhängige Durchführbarkeit und Reproduzierbarkeit hin überprüft. Aus diesen Ergebnissen wurden Rückschlüsse auf ein sinnvolles diagnostisches Vorgehen gezogen.

Es wurden insgesamt 2148 Patienten erfaßt. Die Studie beinhaltet 3328 röntgenologische Kontrollen klinisch oder szintigraphisch suspekter Skelettabschnitte, 1094 konventionelle Skelettszintigramme, 125 Mehrphasenskelettszintigramme, 227 CT-Untersuchungen sowie 110 Sonogramme.

Die Auswertung ergab für die konventionelle Skelettszintigraphie eine Sensitivität von 93% und somit eine Überlegenheit als Screeningmethode gegenüber allen anderen radiologischen Untersuchungsverfahren. Die bei positivem szintigraphischen Befund oder klinischer Symptomatik gezielt eingesetzte konventionelle Röntgendiagnostik erbrachte in 95% eine richtige Artdiagnose. Als zusätzliches komplementäres Verfahren ermöglichte die Computertomographie in mehr als der Hälfte der röntgenologisch zweifelhaften Befunde eine exakte Diagnosestellung. Ein weiterer Informationsgewinn ergab sich hinsichtlich der intra- und extraossären Prozeßausdehnung in 44% aller computertomographisch untersuchten Läsionen. Bei initial röntgenologisch stummen Metastasen konnte in 40% computertomographisch eine Metastasierung nachgewiesen werden, in 44% war der untersuchte Skelettabschnitt metastasenverdächtig. Diese höhere Aussagekraft der CT beruhte

1. auf der größeren Dichteauflösung, wodurch bereits geringe osteoplastische und osteoklastische Reaktionen erfaßt wurden,
2. auf der zweidimensionalen, überlagerungsfreien Darstellungsmöglichkeit röntgenologisch mangelhaft beurteilbarer Skelettabschnitte,
3. auf einer Möglichkeit der Dichtemessung, somit Objektivierung eines Befundes.

16% der initial falsch-negativen Röntgenbefunde erwiesen sich auch computertomographisch als falsch-negativ. Diese Metastasen waren auf Grund des veränderten Knochenstoffwechsels szintigraphisch frühzeitiger faßbar.

Der Nachweis von Infiltrationen in angrenzende Weichteilstrukturen, Periostveränderungen und von Kortikalisdefekten konnte vergleichsweise zum konventionellen Röntgenbild deutlich besser durch die Sonographie erbracht werden.

Als kostengünstige und jederzeit verfügbare Untersuchungsmethode ermöglicht sie zum Nachweis oberflächlich gelegener Knochentumoren wertvolle Zusatzinformationen. Die Ergebnisse der 3-Phasen-Skelettszintigraphie zeigten, daß ein metastasentypisches Befundmuster nicht existiert. Da durch diese Methode keine Lösung differentialdiagnostischer Probleme möglich ist, kommt ihr unseren Erfahrungen nach keine Bedeutung in der Metastasendiagnostik zu. Zudem läßt sie keine prognostische Aussage hinsichtlich des Effektes der Radiotherapie zu.

Für die klinische Verhaltensweise ergeben sich folgende Konsequenzen:

An erster Stelle der radiologischen Diagnostik von Knochenmetastasen steht als Suchmethode die konventionelle Skelettszintigraphie. Zur Differenzierung von benignen und malignen Läsionen ist die gleichzeitige röntgenologische Kontrolle, ggf. unter Einbeziehung der konventionellen Tomographie, unerläßlich.

Auch metastasentypische Herde im Knochenszintigramm stellen ebenso wie ein szintigraphisch negativer Befund an symptomatischen Skelettabschnitten eine absolute Indikation zur röntgenologischen Kontrolle dar. Mit diesem Verfahren ist eine Aussage über die Morphologie, somit Dignität, die tatsächliche Ausdehnung einer Läsion sowie über eine Stabilitätsgefährdung möglich.

Der zusätzliche Einsatz der Computertomographie ist angezeigt bei symptomatischen Patienten mit röntgenologisch unklarem Befund und therapeutischer Konsequenz.

Eine absolute Indikation zur CT besser noch MRI ist gegeben bei neurologischer Symptomatik im Bereich der Wirbelsäule zum Nachweis eines intraspinalen Tumorwachstums oder einer Fragmentdislokation in den Spinalkanal. In den relativ seltenen Fällen des röntgenologisch und klinisch stummen, jedoch szintigraphisch positiven Befundes erwies sich eine Kontrollszintigraphie in 8- bis 10wöchigem Abstand und bei Persistieren des Befundes eine Röntgenkontrolle in 2monatigem Abstand als sinnvoll.

Die Strahlentherapie ossärer Metastasen unseres Kollektivs wurde in der überwiegenden Zahl der Fälle konventionell, d. h. in üblicher Fraktionierung mit einer Einzeldosis von 2–3 Gy und einer Wochendosis von maximal 10 Gy, bis zu einer Gesamtdosis von ca. 40 Gy durchgeführt.

Als neue Methode kam die akzelerierte Bestrahlung bei peripher liegenden Knochenmetastasen zum Einsatz. Hierbei wurden über einen Zeitraum von 3 Tagen täglich 3mal 3 Gy bei einem Therapieintervall von 4 Stunden appliziert.

Der subjektive Therapieeffekt – d. h. eine positive Schmerzbeeinflussung – ließ sich bei der akzelerierten Bestrahlung im Vergleich zur konventionellen Fraktionierung wesentlich schneller erreichen, wobei der objektive Therapieeffekt – d. h. eine Remineralisation – mit beiden Verfahren nach annähernd gleichem Zeitintervall eintrat. Unter Berücksichtigung der Subjektivität des Schmerzerlebens ließ sich durch die akzelerierte Bestrahlung eine quantitativ höhere Schmerzbeeinflussung erreichen, wobei ein qualitativ besserer Erfolg durch das konventionelle Verfahren erreicht wurde.

Kein Unterschied zwischen beiden Fraktionierungsschemata ergab sich bezüglich der Remineralisationsrate.

Als wesentlicher prognostischer Faktor hinsichtlich des objektiven Therapieeffektes erwiesen sich die Art des Primärtumors sowie die Lokalisation und Ausbreitung der Knochenmetastasierung zum Zeitpunkt der therapeutischen Intervention. Eine signifikant bessere Rekalzifizierungsneigung zeigten Knochenmetastasen hormonabhängiger Tumoren und Metastasen am Achsenskelett sowie solitäre Metastasen. Bei unseren szintigraphischen und röntgenologischen Verlaufskontrollen ergaben sich bei 20% der bestrahlten Skelettregionen röntgenologisch verifizierbare Remineralisationszeichen bereits unmittelbar nach Abschluß der Strahlentherapie, während die szintigraphischen Verlaufskontrollen sich auf Grund eines unspezifischen Speicherverhaltens hinsichtlich des lokalen Therapieeffektes als weit weniger aussagekräftig erwiesen. Ihr Wert liegt in der Erfassung einer eventuellen allgemeinen Tumorprogression.

Zur frühzeitigen Erfassung eines Stabilitätsgewinns sind röntgenologische Verlaufskontrollen unmittelbar nach Abschluß der Strahlentherapie, innerhalb der ersten 3 Monate 4wöchentlich und dann in Abständen von 2 Monaten bis zum Nachweis einer ausreichenden Stabilität durchzuführen. Im Falle einer akzelerierten Bestrahlung wäre die erste sinnvolle Röntgenkontrolle nach 4 Wochen anzusetzen.

Anhand unserer Ergebnisse konnte nachgewiesen werden, daß eine positive Beeinflussung von Knochenmetastasen durch die Strahlentherapie in einer Vielzahl der Fälle gegeben ist. Die konsequente diagnostische Abklärung und Nachsorge des therapeutischen Effektes mit allen zur Verfügung stehenden radiologischen Verfahren ist im Hinblick auf eine Verbesserung der Lebensqualität im Sinne der Patienten einzusetzen.

Literatur

1. Abrams HL (1950) Skeletal metastases in carcinoma. Radiology 55:534–539
2. Alexander JL, Gillespie PJ, Edelstyn GA (1976) Serial bone scanning using [99m]technetium diphosphonate in patients undergoing cyclical combination chemotherapy for advanced breast cancer. Clin Nucl Med 1:13–17
3. Ambrad A (1981) Single dose and short high-dose fractionation radiation therapy. In: Weiss L, Gilbert HA (eds) Bone metastasis. Hall Medical, Boston, pp 452–456
4. Gestrichen
5. Arcangeli G, Mauro F, Morelli D (1979) Multiple daily fractionation in radiation therapy: biological rationale and preliminary clinical experiences. Eur J Cancer 15:1077–1083
6. Arlart IP (1983) Konventionelle Tomographie bei Erkrankungen der Wirbelsäule – Technik, klinische Bewertung und Indikation. Roentgenblätter 36:388–396
7. Baker ER (1977) The indications for bone scans in the preoperative assessment of patients with operable breast cancer. Breast 3:43–45
8. Bartelt D, Pohlenz O (1982) Röntgendiagnostische Maßnahmen bei Skelettmetastasen. In: Wolter D (Hrsg) Osteolysen – Pathologische Frakturen. Thieme, Stuttgart, S 101–116
9. Batson OV (1981) The vertebral vein system. Caldwell Lecture. In: Weiss L, Gilbert HA (eds) Bone metastasis. Hall Medical, Boston, pp 21–48
10. Beals RK, Lawton GD, Snell WE (1971) Prophylactic internal fixation of the femur in metastatic breast cancer. Cancer 28:1350–1354
11. Bell EG, Blair RJ, Subramanian G et al. (1972) Evaluation of ^{99m}Tc-polyphosphate bone scanning for neoplastic skeletal disease. J Nucl Med 13:413–415
12. Bertermann O, Senn HJ, Jung WF et al. (1983) Osteosynthese bei metastatischem Skelettbefall des Mammakarzinoms. Dtsch Med Wochenschr 108:500–503
13. Bessler W, Weber S (1977) Die Strahlenbehandlung von Knochenmetastasen bei Mammakarzinom. Schweiz Rundschau Med Praxis 66:140–146
14. Bessler W (1979) Allgemeine Röntgendiagnostik des pathologischen Skeletts. In: Schinz HR, Baensch WE, Frommhold W et al. (Hrsg) Lehrbuch der Röntgendiagnostik, Bd II. Thieme, Stuttgart, S 213–276
15. Biersack HJ, Potthoff P, Frommhold H et al. (1980) Ossäre Metastasierung des Bronchialkarzinoms. Nucl Compact 11:64–66
16. Biersack HJ, Kozak B, Winkler C (1984) Szintigraphische Darstellung von Knochenmetastasen – Abhängigkeit der Metastasierung von Geschwulsttyp und -stadium sowie von therapeutischen Maßnahmen. Nuklearmediziner 2.7:105–112
17. Bitran JD, Bekerman C, Desser RK (1980) The predictive value of serial bone scans in assessing response to chemotherapy in advanced breast cancer. Cancer 45:1562–1568
18. Blitzer PH (1985) Reanalysis of the RTOG-study of the palliation of symptomatic osseous metastases. Cancer 55:1468–1472
19. Bohndorf K, Steinbrich W, Feaux de Lacroix W et al. (1986) Erste Erfahrungen mit der Kernspintomographie bei Knochenerkrankungen. ROFO 144:199–203
20. Bohndorf K, Reiser M, Lochner B et al. (1988) Magnetic resonance imaging of primary tumors and tumor-like lesions of bone. Skeletal Radiol 15:511–517
21. Bosnjakovic S, Reiser U, Bach D (1981) Computertomographische und konventionelle radiologische Untersuchungen bei Knochenerkrankungen. Radiologe 21:19–27
22. Bostel F, Kuhne-Velte HJ, Wollgens P (1983) Wertigkeit der Strahlentherapie bei Metastasen des hypernephroiden Karzinoms. Strahlentherapie 159:404–411

23. Bradac GB, Schramm J, Grumme T et al. (1978) CT of the base of the skull. Neuroradiology 17:1–5

24. Broghamer WL, Keeling MM (1977) The bone marrow biopsy, osteoscan and peripheral blood in non-hematopoetic cancer. Cancer 40:836–840

25. Burke DR, Brant-Zawadzki M (1985) CT of pyogenic spine infection. Neuroradiology 27:131–137

26. Carter RL (1985) Patterns and mechanisms of bone metastases. Soc Med [Suppl 9] 78:2–6

27. Castillo LA, Yeh SDJ, Leeper RD et al. (1980) Bone scans in bone metastases from functioning thyroid carcinoma. Clin Nucl Med 5:200–209

28. Castronovo FP, Potsaid MS, Pendergass HP (1973) Effects of radiation therapy on bone lesions as measured by ^{99m}Tc-diphosphonate. J Nucl Med 14:604–605

29. Chafetz NJ, Genant HK, Mani JR (1983) Computed tomography of the spine. In: Moss AA, Gamsu GG, Genant HK (eds) Computed tomography of the body. Saunders, Philadelphia, pp 427–474

30. Cheng DS, Seitz CB, Eyre HJ (1980) Nonoperative management of femoral, humeral and acetabular metastases in patients with breast carcinomas. Cancer 45:1533–1537

31. Cheng FS, Hudson TM (1982) Radionuclide bone scanning of ostosarcoma: falsely extended uptake patterns. AJR 139:49–54

32. Chlebowski RT, Block JB (1981) Chemotherapy of bone metastasis. In: Weiss L, Gilbert HA (eds) Bone metastasis. Hall Medical, Boston, pp 312–324

33. Choi CH, Suit HD (1975) Evaluation of rapid radiation treatment schedules utilizing two treatment sessions per day. Radiology 116:703–707

34. Citrin DL, Tuohy JB, Bessent RG et al. (1974) Quantitative bone scanning: a method for assessing response of bone metastases to treatment. Lancet I:1132–1133

35. Citrin DL, Bessent RG, Creig WR et al. (1975) The application of the ^{99m}Tc-phosphate bone scan to the study of breast cancer. Br J Surg 62:201–204

36. Citrin DL, Hougen C, Zweibel W et al. (1981) The use of serial bone scans in assessing response of bone metastases to systemic treatment. Cancer 47:680–685

37. Claussen C, Grumme Th, Treisch J et al. (1982) Die Diagnostik des lumbalen Bandscheibenvorfalls. Computertomographische und myelographische Ergebnisse. ROFO 136.1:1–8

38. Cohen BA, Lanzieri CF, Mendelson DS et al. (1986) CT evaluation of the greater sciatic foramen in patients with sciatica. AJNR 7:337–342

39. Coleman RE, Rubens RD (1985) Bone metastases and breast cancer. Cancer Treat Rev 12:251–270

40. Condon BR, Buchanan R, Carvle NW et al. (1981) Assessment of progression of secondary bone lesions following cancer of the breast or prostate using serial radionuclide imaging. Br J Radiol 54:18–22

41. Constable AR, Cranage RW (1981) Recognition of the superscan in prostatic bone scintigraphy. Br J Radiol 54:122–125

42. Coombes RC, Dady P, Parsons C et al. (1983) Assessment of response of bone metastases to systemic treatment in patients with breast cancer. Cancer 52:610–614

43. Corcoran RJ, Thrall JH, Kyle RW et al. (1976) Solitary abnormalities in bone scans of patients with extraosseous malignancies. Radiology 121:663–667

44. Cottler-Fox M, Ryd W, Hagmar B et al. (1980) Adhesion of metastatic and non-metastatic carcinoma cells to glass surfaces. Int J Cancer 26:689–694

45. Crone-Münzebrock W, Heller M, Vogel H (1983) Computertomographische Befunde bei Brustbeindestruktionen. ROFO 138:703–707

46. Crone-Münzebrock W, Remder U (1986) Computertomographische Diagnose eines Knochenlipoms. ROFO 14:363–364

47. Crone-Münzebrock W, Rohwer HD (1986) Vergleich von Computertomographie und konventioneller Röntgendiagnostik bei benignen und malignen Knochentumoren der Wirbelsäule. Röntgenblätter 39:193–202

48. Deemarsky LY, Chernomordikova MF (1971) Clinical and roentgenologic picture of the alteration obtained in the treatment of breast cancer osseous metastases. Cancer 28:282–288

49. Delclos L, Johnson GC (1964) Palliative irradiation in breast cancer. Radiology 83:272–276

50. Delling G (1982) Morphologie der Skelettmetastasen. In: Wolter D (Hrsg) Osteolysen – pathologische Frakturen. Thieme, Stuttgart, S 15–24

51. Destouet JM, Gilula LA, Murphy WA et al. (1981) Computed tomography of the sterno-clavicular joint and sternum. Radiology 138:123–128

52. Dietrich M (1982) Klinische und laborchemische Hinweise für Skelettmetastasen. In: Wolter D (Hrsg) Osteolysen – Pathologische Frakturen. Thieme, Stuttgart, S 86–89

53. Dihlmann W, Gürtler KF, Heller M (1979) Sakroiliakale Computertomographie. ROFO 130:659–665

54. Durning P, Best JJK, Sellwood RA (1983) Recognition of metastatic bone disease in cancer of the breast by computed tomography. Clin Oncol 9:343–346

55. Edelstyn GA, Gillespie PJ, Grebbell FS (1967) The radiological demonstration of osseous metastases. Experimental observations. Clin Radiol 18:158–162

56. Eggers C, Wolter D (1982) Vorschlag für ein interdisziplinäres Koordinationsschema bei der kombinierten Knochenmetastasentherapie aus chirurgischer Sicht. In: Wolter D (Hrsg) Osteolysen – Pathologische Frakturen. Thieme, Stuttgart, S 370–376

57. Enneking WF, Kagan A (1978) Transepiphyseal extension of osteosarcoma: evidence, mechanism and complications. Cancer 41:1526–1537

58. Erdmann H (1982) Chemotherapeutische Maßnahmen bei den häufigsten in den Knochen metastasierenden Tumoren. In: Wolter D (Hrsg) Osteolysen – Pathologische Frakturen. Thieme, Stuttgart, S 334–342

59. Feine U (1982) Nuklearmedizinische Verfahren zur Erkennung und Lokalisation von Knochenmetastasen. In: Wolter D (Hrsg) Osteolysen – Pathologische Frakturen. Thieme, Stuttgart, S 90–100

60. Fitzpatrick PJ (1981) Wide-field irradiation of bone metastases. In: Weiss L, Gilbert HA (eds) Bone metastasis. Hall Medical, Boston, pp 399–428

61. Fochem K, Klumair J (1973) Zur Problematik der Wirbelkörperdarstellung im Computer-tomogramm. Röntgenblätter 32:533–536

62. Fogelman I (1980) Skeletal uptake of diphosphonate: a review. Eur J Nucl Med 5:473–476

63. Forbes GS, Mc Leod RA, Hattery RR (1977) Radiographic manifestations of bone metastases from renal carcinoma. AJR 129:61–66

64. Freeman LM, O'Mara RE, Fordham E et al. (1976) Bone scanning. JAMA 235:1965–1966

65. Frey KW, Sonntag A, Scheybani MS et al. (1967) Knochenszintigraphie mit ^{85}Strontium, vergleichende Untersuchungen zwischen Röntgendiagnostik und Szintigraphie. ROFO 106:206–215

66. Friedmann G, Prömper C (1985) Wertigkeit der Computertomographie für das Zentralner-vensystem: Spinalkanal und Wirbelsäule. In: Frommhold W, Gerhardt P (Hrsg) Die klini-sche Wertigkeit neuer bildgebender Verfahren. Thieme, Stuttgart, S 78–85

67. Gabler A (1985) Das Bronchuskarzinom. Lokale Symptome, Verlauf, Komplikationen, lokale Ausbreitung, Fernmetastasierung. In: Schwiegk H (Hrsg) Erkrankungen der Atmungsorgane. Tumoren der Atmungsorgane und des Mediastinums. B. Spezieller Teil. Springer, Berlin, Heidelberg, New York, Tokyo, S 38–119 (Handbuch der inneren Medizin, Bd VI/B)

68. Galasko CSB (1969) The detection of skeletal metastases from mammary cancer by gamma camera scintigraphy. Br J Surg 56:757–764

69. Galasko CSB, Doyle FH (1972) The response to therapy of skeletal metastases from mammary cancer. Assessment by scintigraphy. Br J Surg 59:85–88

70. Galasko CSB (1975) The pathological basis for skeletal scintigraphy. J Bone Joint Surg [Br] 57:353–359

71. Galasko CSB (1981) The anatomy and pathways of skeletal metastases. In: Weiss L, Gilbert HA (eds) Bone metastasis. Hall Medical, Boston pp 49–63

72. Garmatis CJ, Chu FCH (1978) The effectiveness of radiation therapy in the treatment of bone metastases from breast cancer. Cancer: 235–237

73. Gilbert HA, Kagan AR, Nussbaum H et al. (1977) Evaluation of radiation therapy for bone metastases: pain relief and quality of life. AJR 129:1095–1096

74. Gilday DL, Enk B, Paul DJ et al. (1975) Diagnosis of osteomyelitis in children by combined blood pool and bone imaging. Radiology 117:331–335
75. Gillespie PJ, Alexander JL, Edelstyn GA (1975) Changes in ^{87m}Sr concentrations in skeletal metastases in patients responding to cyclical combination chemotherapy for advanced breast cancer. J Nucl Med 16:191–193
76. Gilula LA, Murphy WA, Tailor CC et al. (1979) Computed tomography of the osseous pelvis. Radiology 32:107–114
77. Glanzmann C, Horst W (1979) Therapie des metastasierenden Schilddrüsenkarzinoms mit ^{131}J. Strahlentherapie 155:223–229
78. Goergen TG, Alazraki NP, Halpern SE et al. (1974) "Cold" bone lesions: a newly recognized phenomenon of bone imaging. J Nucl Med 15:1120–1124
79. Gold RH, Mink JH (1977) Preoperative radiologic evaluation for suspected stage I breast carcinoma. Breast 3:15–19
80. Gold RH, Bassett LW (1986) Radionuclide evaluation of skeletal metastases: Practical considerations. Skeletal Radiol 15:1–9
81. Gottwald G, Szakolczai I (1981) Die Therapie von Knochenmetastasen beim Mammakarzinom. Strahlentherapie 157:801–807
82. Greyson ND, Kassel EE (1976) Serial bone scan changes in recurrent bone infarction. J Nucl Med 17:184–186
83. Greyson ND (1980) Radionuclide bone and joint imaging in rheumatology. Bull Rheum Dis 30:1034–1039
84. Gullino PM, Liotta LA (1981) Cell shedding by tumors. In: Weiss L, Gilbert HA (eds) Bone metastasis. Hall Medical, Boston, pp 11–20
85. Gullotta U, Reiser M, Feuerbach ST et al. (1981) Maligne Knochentumoren des Beckens und der Extremitäten. Konventionelle Radiographie, Arteriographie, und Computertomographie. Radiologe 21:28–34
86. Haase W, Schuhmacher W, Rey G (1978) Therapie der Knochenmetastasen. Radiologe 18:310–315
87. Hammond N, Jones S, Salmon S et al. (1978) Predictive value of bone scans in an adjuvant breast cancer program. Cancer 41:138–142
88. Handmaker H, Leonards R (1976) The bone scan in inflammatory osseous disease. Sem Nucl Med 6:95–105
89. Hanks GW (1985) Drug treatments for relief of pain due to bone metastases. J Royal Soc Med [Suppl 9] 78:26–30
90. Harbin WP (1982) Metastatic disease and the nonspecific bone scan: value of spinal computed tomography. Radiology 145:105–107
91. Harrington KD (1986) Metastatic disease of the spine. Am J Bone Joint Surg 68:1110–1115
92. Hayward IL, Rubens RD, Carbone PP et al. (1977) Assessment of response to therapy in advanced breast cancer. Br J Cancer 35:292–298
93. Healy M, Herz DA, Pearl L (1983) Spinal hemangiomas. Neurosurgery 13:689–691
94. Heelan RT, Watson RC, Smith J (1979) Computed tomography of lower extremity tumors. AJR 132:933–937
95. Heilmann HP (1975) Strahlentherapie metastasierender Tumoren. Röntgenblätter 28:160–166
96. Heller M, Grabbe E, Hagemann J et al. (1981) Computertomographische Befunde bei Kreuzbeindestruktionen. Computertomographie 1:74–79
97. Helms CA, Cann CE, Brunelle FO et al. (1981) Detection of bone-marrow metastases using quantitative computed tomography. Radiology 140:745–750
98. Hendrickson FR, Pagano M (1981) Palliation of osseous metastases. Preliminary report. In: Weiss L, Gilbert HA (eds) Bone metastasis. Hall Medical, Boston, pp 429–435
99. Hermann HJ, Kimmig B, Kober B et al. (1983) Radiologische Diagnostik von Knochenmetastasen. Röntgenblätter 36:203–208
100. Heuck F (1978) Röntgen-Morphologie der sekundären, metastatischen Knochentumoren. Radiologe 18:287–301
101. Heuck F, Zum Winkel K (1980) Skelettszintigraphie. In: Kuhlencordt F, Bartelheimer H (Hrsg) Knochen, Gelenke, Muskeln. Springer, Berlin Heidelberg New York, S 399–495 (Handbuch der inneren Medizin VI/1A)

102. Hofer B, Hardt N, Voegeli E et al. (1985) A diagnostic approach to lytic lesions of the mandible. Skeletal Radiol 14:164–172

103. Hortobagyi GN, Libshitz HI, Seabold JE (1984) Osseous metastases of breast cancer. Clinical, biochemical, radiographic and scintigraphic evaluation of response to therapy. Cancer 53:577–582

104. Hymmen U, Wieland C (1971) Bestrahlung von malignen Knochenveränderungen nach orthopädischen Maßnahmen. Strahlentherapie 141:146–150

105. Imhof H, Hajek P, Kumpan W et al. (1986) CT in der Akutdiagnostik von Wirbelsäulentraumen. Radiologe 26:242–247

106. Inoue Y, Nishi T, Hirose T et al. (1985) Bone scanning in patients with breast carcinoma. ROFO 143:676–678

107. Javadpour N (1984) Overview of renal cancer. In: Javadpour N (ed) Cancer of the kidney. Thieme, Stuttgart, pp 1–3

108. Jonsson K, Johnell O (1982) Preoperative angiography in patients with bone metastases. Acta Radiol Diagn 23:485–489

109. Joyce JM, Keats TE (1986) Disuse osteoporosis: mimic of neoplastic disease. Skeletal Radiol 15:129–132

110. Jung H, Munz DL (1985) 3-Phasen Skelettszintigraphie und Tomographie in der Diagnostik und Nachsorge von Entzündungen und Neoplasien im Gesichts-Schädelbereich. Dtsch Z Mund Kiefer Gesichts Chir 9:216–220

111. Kampffmeyer HG, Dworkin H, Carr E et al. (1967) The effect of drug therapy on the uptake of radioactive fluorine by osseous metastases. Clin Pharmacol Ther 8:647–657

112. Kampmann H, Buchelt L (1983) Bedeutung der Skelettszintigraphie für die onkologische Praxis. Röntgenblätter 36:342–351

113. Katzner M, Babin W, Schvingt E (1985) Bilan de 20 ans d'osteosynthèse des métastases osseuses. Int Orthop 9:89–96

114. Keinert K, Assmann H, Schumann E (1983) Zur Diagnostik der Spondylitis infectiosa nach urologischen Eingriffen. ROFO 139:45–47

115. Kido DK, Gould R, Taati F et al. (1978) Comparative sensitivity of CT scans, radiographs and radionuclide bone scans in detecting metastatic calvarial lesions. Radiology 128:371–375

116. Kim EE, De Land FH, Maruyama Y (1978) Decreased uptake in bone scans (cold lesions) in metastatic carcinoma. Two case reports. Am J Bone Joint Surg 60:844–846

117. Kimmig B, Hermann HJ, Kober B (1983) Nuklearmedizinische Therapie von Knochenmetastasen. Rontgenblatter 36:216–219

118. Kimmig B, Georgi P (1985) Knochenszintigraphie und ihre Aussagekraft. Stellenwert der ^{67}Ga Szintigraphie. Therapiewoche 35:2487–2492

119. Klingensmith WC, Danish EH, Dover GJ et al. (1976) Delineation of peripheral bone infarcts in a child with rare hemoglobinopathy and purpura fulminans: case report. J Nucl Med 17:1062–1064

120. Knapp WH, Georgi P, Erbs G et al. (1977) Prüfung szintigraphischer Befunde bei der Früherkennung von Knochenmetastasen nach Mamma- und Prostatakarzinom anhand von Röntgenuntersuchungen und Verlaufskontrollen. In: Schmidt HAE (Hrsg) Nuklearmedizin. Schattauer, Stuttgart, S 695–698

121. Knop J, Stritzke P, Langendorff G (1985) Neue Kriterien zur szintigraphischen Verlaufskontrolle von Knochenmetastasen nach Strahlentherapie. Nuklearmedizin 24:238–243

122. Kober B, Hermann HJ, Wetzel E (1979) „Cold lesions" in der Knochenszintigraphie. ROFO 131:545–549

123. Kober B, Kimmig B (1981) Skelettszintigraphie in der Onkologie. Röntgenpraxis 34:156–163

124. König R, Van Kaick G, Braun A (1983) Der Beitrag der Computertomographie für die Beurteilung raumfordernder Prozesse und Mißbildungen im Bereich des Skelettsystems. CT-Sonographie 3:25–31

125. Köster O, Distelmaier W, Lackner K (1984) Computertomographische Kontrolle konventionell röntgenologischer Befunde bei Raumforderungen des knöchernen Beckens. ROFO 141:148–154

126. Kolar J, Babicky A, Bek V et al. (1971) Zum Einfluß strahlenbedingter Knochenveränderungen auf die Speicherung von knochensuchenden Radionukliden. Strahlentherapie 142:44–51
127. Kolar J, Bek V, Marek J et al. (1973) Zur Deutung des ausgedehnten Knochenumbaues bei der [85]Sr Diagnostik. ROFO 118:319–325
128. Kori SH, Krol G, Foley KM (1981) Computed tomographic evaluation of bone and soft tissue metastases. In: Weiss L, Gilbert HA (eds) Bone metastasis. Hall Medical, Boston, pp 245–257
129. Kotalik JF (1981) Multiple daily fractions in radiotherapy. Cancer Treat Rev 8:127–146
130. Kratochwil A, Ramach W (1978) Die Ultraschalldiagnostik bei primär malignen Knochentumoren. Z Orthop 116:503–507
131. Kuckein D (1983) Osteolytische und osteoplastische Veränderungen der Schädelbasis im Computertomogramm. Röntgenblätter 36:15–20
132. Kuettner KE; Pauli BU (1981) Resistance of cartilage to invasion. In: Weiss L, Gilbert HA (eds) Bone metastasis. Hall Medical, Boston, pp 131–165
133. Kuhn JP, Berger PE (1979) Computed tomographic diagnosis of osteomyelitis. Radiology 130:503–506
134. Kuttig H (1983) Die Strahlentherapie von Knochenmetastasen. Rontgenblatter 36:209–215
135. Kutzner J, Grimm W, Hahn K (1978) Palliative Strahlentherapie mit [89]Strontium bei ausgedehnter Skelettmetastasierung. Strahlentherapie 154:317–322
136. Lackner K, Schroeder S, Koster O (1982) Quantitative Auswertung, Indikationen und Wertigkeit der Computertomographie der Lendenwirbelsäule. ROFO 137:309–315
137. Langhammer H, Sintermann R, Kempken K et al. (1977) Kameraszintigraphische Metastasendiagnostik am Skelettsystem beim Prostatakarzinom. Med Klin 72:942–951
138. Langhammer H, Sintermann R, Hör G et al. (1978) Serial bone scintigraphy for assessing the effectiveness of treatment of osseous metastases from prostatic cancer. Nuklearmedizin 17:87–91
139. Lee BCP, Kazam E, Newman AD (1978) Computed tomography of the spine and spinal cord. Radiology 128:95–102
140. Lee S (1986) Hemangioendothelial sarcoma of the sacrum: CT findings. Computerized Radiol 10:51–53
141. Lee YTN (1981) Bone scanning in patients with early breast carcinoma: should it be a routine staging procedure? Cancer 47:486–495
142. Leehey P, Naseem M, Every P et al. (1985) Vertebral hemangioma with compression myelopathy: metrizamide CT demonstration. Comput Assist Tomogr 9:985–986
143. Levenson RM, Sauerbrunn BJ, Bates HR et al. (1983) Comparative value of bone scintigraphy and radiography in monitoring tumor response in systemically treated prostatic carcinoma. Radiology 146:513–518
144. Levine E, Lee KR, Neff JR et al. (1979) Comparison of computed tomography and other imaging modalities in the evaluation of musculoskeletal tumors. Radiology 131:431–437
145. Libshitz HJ, Hortobagyi GN (1981) Radiographic evaluation of therapeutic response in bony metastases of breast cancer. Skeletal Radiol 7:159–165
146. Lingg G, Nebel G (1982) Computertomographische und szintigraphische Diagnostik der bakteriellen Spondylitis. ROFO 137:692–699
147. Lingg G, Müller RP, Fischedick AR et al. (1985) Diagnostische Möglichkeiten der Computertomographie bei spinalen und paraspinalen Raumforderungen. Röntgenblätter 38:207–212
148. Lodwick GS (1966) Solitary malignant tumors of bone. The application of predictor variables in diagnosis. Semin Roentgenol 1:293–313
149. Lodwick GS, Wilson AJ, Farrell C et al. (1980) Determining growth rates of focal lesions of bone from radiographs. Radiology 134:577–583
150. Loeffler RK, Di Simone RN, Howland WJ (1975) Limitations of bone scanning in clinical oncology. JAMA 234:1228–1232
151. Lokich JJ (1978) Osseous metastases. Radiographic monitoring of therapeutic response. Oncology 35:274–276
152. Low JC (1981) The radionuclide scan in bone metastasis. In: Weiss L, Gilbert HA (eds) Bone metastasis. Hall Medical, Boston, pp 231–244

153. Lumbroso J, Guermazi F, Wibault P et al. (1985) Cancer de la prostate: Intérêt de la scintigraphie osseuse. Bull Cancer (Paris) 72:436–441
154. Mahlstedt J, Schümichen C, Biersack HJ (1981) Skelettszintigraphie. Giebeler, Darmstadt
155. Mahlstedt J, Hotze A, Wolf F (1985) Mehrphasentechnik bei entzündlichen Skeletterkrankungen. In: Feine U, Müller-Schauenburg W (Hrsg) Nuklearmedizinische Knochendiagnostik. Neuere bildgebende Verfahren. Wachholz, Nürnberg, S 64–75
156. Majd M, Frankel RS (1976) Radionuklide imaging in skeletal inflammatory and ischemic disease in children. AJR 126:832–841
157. Majewski A, Freyschmidt J (1982) Computertomographie bei Tumoren des Beckenskeletts. ROFO 136:635–640
158. Maldazys JD, DeKernion JB (1986) Prognostic factors in metastatic renal carcinoma. Urology 136:376–379
159. Matsubayashi T, Koga H, Nishiyama Y et al. (1981) The reparative process of metastatic bone lesions after radiotherapy. Jpn J Clin Oncol 11 [Suppl]:253–264
160. Mauch PM, Drew MA (1985) Treatment of metastatic cancer to bone. In: De Vita VT; Hellman S, Rosenberg SA (eds) Cancer: principles and practice of oncology, 2nd edn. Lippincott, Philadelphia, pp 2132–2141
161. Maurer AH, Chen DC, Camargo EE et al. (1981) Utility of three-phase skeletal scintigraphy in suspected osteomyelitits: concise communication. J Nucl Med 22:941–949
162. Mc Allister VL, Kendall BE, Bull JWD (1975) Symptomatic vertebral hemangiomas. Brain 98:71–80
163. McLeod RA, Stephens DH, Beabout JW et al. (1978) Computed tomography of the skeletal system. Semin Roentgenol 13:235–247
164. McNeil BJ (1978) Rationale for the case of bone scans in skeletal metastatic and primary bone tumors. Semin Nucl Med 8:336–345
165. McNeil BJ (1984) Value of bone scanning in neoplastic disease. Semin Nucl Med 14:277–286
166. Mende U, Braun A, Rieden K (1987) Radiotherapy in metastatic disease of the cervical spine and the craniospinal region. 6. Mainzer Herbsttagung 1985. In: Voth D, Glees P (eds) Disease processes of the cranio-cervical junction. de Gruyter, Berlin, pp 377–388
167. Mende U, Rieden K, Braun A et al. (1986) Die Realtime-Sonographie: ein wichtiges bildgebendes Verfahren bei Diagnostik und Therapieplanung von Skelettmetastasen. ROFO 145:373–378
168. Mohan V, Gupta SK, Tuli SM et al. (1980) Symptomatic vertebral hemangiomas. Clin. Radiol. 31:575–579
169. Müller St, Creutzig H, Hundeshagen H (1981) Funktionsszintigraphie des Knochens – ein diagnostischer Gewinn? Der Nuklearmediziner 4:323–336
170. Muindi J, Coombes RC, Golding S et al. (1983) The role of computed tomography in the detection of bone metastases in breast cancer patients. Br J Radiol 56:233–236
171. Mundy GR, Spiro TP (1981) The mechanisms of bone metastasis and bone destruction by tumor cells. In: Weiss L, Gilbert HA (eds) Bone metastasis. Hall Medical, Boston, pp 64–82
172. Munzenrider JE, Pilepich M, Rene-Ferrero JB et al. (1977) Use of body scanner in radiotherapy treatment planning. Cancer 40:170–179
173. Musher DM, Thorsteinsson SB, Minuth JN (1976) Vertebral osteomyelitis. Arch Intern Med 136:105–110
174. Musshoff K, Slanina J (1980) Maligne Systemerkrankungen. In: Scherer E (Hrsg) Strahlentherapie, Radiologische Onkologie, 2. Aufl. Springer, Berlin Heidelberg New York, S 863–968
175. Naidich DP, Freedman MT, Bowerman JW et al. (1978) Computerized tomography in the evaluation of the soft tissue component of bony lesions of the pelvis. Skeletal Radiol 3:144–148
176. Nguyen TD, Panis X, Legros M et al. (1983) Hyperfractionated radiotherapy in advanced squamous cell carcinoma of the head and neck. Int J Radiol Oncol Biol Phys 9:393–395
177. Noltenius H (1982) Zur allgemeinen Pathologie der Tumormetastasen. In: Wolter D (Hrsg) Osteolysen – Pathologische Frakturen. Thieme, Stuttgart, S 2–14

178. Nomura Y, Kondo H, Yamagata J et al. (1978) Evaluation of liver and bone scanning in patients with early breast cancer, based on results obtained from more advanced cancer patients. Eur J Cancer 14:1129–1136

179. Norin T, Onyango J (1977) Radiation therapy in Burkitt's lymphoma. Conventional or superfractionated regime – early results. Int J Radiol Oncol Biol Phys 2:399–406

180. Normann A, Ulin R (1969) A comparative study of periostal new-bone response in metastatic bone tumors (solitary) and primary bone sarcomas. Radiology 92:705–708

181. Nowakowski H (1982) Hormonelle Therapie metastasierender Tumoren. In: Wolter D (Hrsg) Osteolysen – Pathologische Frakturen. Thieme, Stuttgart, S 353–360

182. O'Connor T (1985) Radiation therapy in cancer of the lung. In: Scarantino CW (ed) Lung cancer. Springer, Berlin Heidelberg New York Tokyo, pp 75–96

183. Olver IN, Leavitt RD (1984) Chemotherapy and immunotherapy of disseminated renal cancer. In: Javadpour N (ed) Cancer of the kidney. Thieme, Stuttgart, pp 109–120

184. Onkologischer Arbeitskreis, Heidelberg/Mannheim (1986) Das Nierenzellkarzinom: Empfehlungen für eine standardisierte Diagnostik, Therapie und Nachsorge. Schriftreihe des Tumorzentrums Heidelberg/Mannheim

185. Pabst HW, Langhammer H (1978) Die Bedeutung der Skelettszintigraphie in der Diagnostik von Knochenmetastasen extraossärer Malignome. Der Nuklearmediziner 1:38–46

186. Pandova V, Bogdanov G, Mitrov G et al. (1983) Unsere Erfahrungen bei der Strahlentherapie von Knochenmetastasen des Mammakarzinoms. Radiobiol Radiother (Berl) 24:293–297

187. Parbhoo SP (1985) Usefulness of current techniques in detecting and monitoring bone metastases from breast cancer. J R Soc Med [Suppl 9] 78:7–11

188. Park H, Wheat J, Siddiqui A et al. (1979) Three-phase bone scan in diabetic foot. J Nucl Med 20:602–603

189. Patterson RH (1980) Metastatic disease of the spine. Surgical risk versus radiation therapy. Clin Neurosurg 27:641–644

190. Penn CRH (1976) Single dose and fractionated palliative radiation for osseous metastases. Clin Radiol 27:405–408

191. Peracchia G, Salti C (1981) Radiotherapy with thrice-a-day fractionation in a short overall time: clinical experiences. Int J Radiol Oncol Biol Phys 7:99–104

192. Pistenma DA, McDougall IR, Kriss JP (1975) Screening for bone metastases. JAMA 2:46–50

193. Pollen JJ, Shlaer WJ (1979) Osteoblastic response to successful treatment of metastatic cancer of the prostate. AJR 132:927–931

194. Pollen JJ, Gerber K, Ashburn WL et al. (1981) The value of nuclear bone imaging in advanced prostatic cancer. J Urology 125:222–223

195. Pollen JJ, Witztum KF, Ashburn WL (1984) The flare phenomenon on radionuclide bone scan in metastatic prostate cancer. AJR 142:773–776

196. Porter BA, Shields AF, Olson DO (1986) Magnetic resonance imaging of bone marrow disorders. Radiol Clin North Am 24:269–288

197. Qasim MM (1977) Single-dose palliative irradiation for bony metastases. Strahlentherapie 153:531–532

198. Quint PA, Klingensmith WC, Datu JA (1979) Multiple regions of absent mineral and marrow function in a patient with chronic renal failure. Radiology 130:751–752

199. Redmond J, Spring DB, Munderloh SH et al. (1984) Spinal computed tomography scanning in the evaluation of metastatic disease. Cancer 54:253–258

200. Reiser M, Rupp N, Stetter E (1983) Erfahrungen bei der NMR-Tomographie des Skelettsystems. ROFO 139:365–372

201. Resnick D (1985) Skeletal metastatic disease, its articular manifestations. Orthopaedic Rev 14:98–104

202. Rey G, Schlegel G, Haase W (1978) Der Informationswert der Knochenszintigraphie für Verlaufskontrollen bei Skelettmetastasen. Radiologe 18:302–309

203. Rhomberg W (1983) Zur Klinik und Strahlensensibilität von Knochenmetastasen beim Nierenkarzinom. Strahlentherapie 159:610–614

204. Rieden K, Kober B, Mende U, Zum Winkel K (1986) Strahlentherapie pathologischer Frakturen und frakturgefährdeter Skelettläsionen. Strahlentherapie 162:742–749

205. Rossleigh MA, Lovegrove FIA, Reynolds PM et al. (1982) The predective value of serial

bone scans in assessing patients response to therapy for advanced breast cancer. In: Höfer R, Bergmann H (Hrsg) Radioaktive Isotope in Klinik und Forschung, Bd 15/1. Eggermann, Wien, S 369–373

206. Roub L, Drayer BP (1979) Spinal computed tomography: limitations and applications. AJR 133:267–273

207. Russin LD, Staab EV (1976) Unusual bone scan findings in acute osteomyelitis: Case report. J Nucl Med 17:617–619

208. Sachs L (1972) Statistische Auswertungsmethoden. Springer, Berlin Heidelberg New York

209. Sailer U (1980) Veränderungen der Dosisverteilung ultraharter Röntgenstrahlung durch Ausstreuung aus Inhomogenitäten. Strahlentherapie 156:832–835

210. Sartor K (1980) Computertomographie bei spinalen Tumoren. ROFO 132:391–398

211. SAS® (1985) User's guide: statistics, version 5. SAS Institute, Cary, North Carolina

212. Savage D, Garrett TJ (1986) Multiple myeloma masquerading as metastatic breast cancer. Cancer 57:923–924

213. Scanlon EF, Oviedo MA, Cunningham MP et al. (1980) Preoperative and follow-up procedures on patients with breast cancer. Cancer 46:977–979

214. Schnyder P, Frankhauser H, Mansouri B (1986) Computed tomography in spinal hemangioma with cord compression. Skeletal Radiol 15:372–375

215. Schocker JD, Brady LW, Risch VR et al. (1981) Radiation therapy for bone metastases: the Hahnemann experience. In: Weiss L, Gilbert HA (eds) Bone meteastasis. Hall Medical, Boston, pp 436–442

216. Schocker JD, Brady LW (1982) Radiation therapy for bone metastasis. Clin Orthop 169:38–43

217. Schreiber RR (1981) The radiologist and the diagnosis of bone metastasis. In: Weiss L, Gilbert HA (eds) Hall Medical, Boston, pp 190–230

218. Schrijvers A, Sauerwein W, Löhr E (1983) Wertigkeit der Computertomographie bei der Diagnostik von Tumoren und entzündlichen Prozessen des knöchernen Beckens. Radiologe 23:512–517

219. Schümichen C, Albiez C, Pohle W et al. (1980) Ergebnisse der Skelettszintigraphie bei der Verlaufskontrolle des Mammakarzinoms. In: Schmidt HAE, Riccabona G (Hrsg) Schattauer, Stuttgart, S 719–722

220. Schümichen C (1984) Physiologische Grundlagen der Knochenszintigraphie: Meßtechnik und quantitative Auswertung. Der Nuklearmediziner 2:73–88

221. Schulz U, Bamberg M, Scherer E (1982) Die klinische Bedeutung der zeitlichen Dosisverteilung in der Radiotherapie. Strahlentherapie 158:639–645

222. Shafer RB, Edeburn GF (1984) Can the three-phase bone scan differentiate osteomyelitis from metabolic or metastatic bone disease. Clin Nucl Med 9:373–377

223. Simpson WJ, Platts, ME (1976) Fractionation study in the treatment of glioblastoma multiforme. Int J Radiat Oncol Biol Phys 1:639–644

224. Singh G, Krause JR, Breitfeld V (1977) Bone marrow examination for metastatic tumor. Cancer 40:2317–2321

225. Siuda S, Büll U, Pottmeyer A et al. (1984) Szintigraphische Beurteilung von primären Knochentumoren. Der Nuklearmediziner 2:89–103

226. Siuda S, Büll U (1985) Artdiagnostische und differentialdiagnostische Kriterien bei Knochentumoren mit der Mehrphasenszintigraphie. In: Feine U, Müller-Schauenburg W (Hrsg) Nuklearmedizinische Knochendiagnostik. Neuere bildgebende Verfahren. Wachholz, Nürnberg, S 56–64

227. Skjødt T, Svendsen J, Bartelsen V (1985) Computertomographie bei Knochenmetastasen. Röntgenblätter 38:342–344

228. Sklaroff RB, Sklaroff DM (1976) Bone metastases from breast cancer at the time of radical mastectomy as detected by bone scan: eight-year follow-up. Cancer 38:107–111

229. Stark P, Yaramillo D (1986) CT of the sternum. AJR 147:72–77

230. Svoboda VHJ (1978) Further experience with radiotherapy by multiple daily sessions. Br J Radiol 51:363–369

231. Swanson DA, Bernardino ME (1982) "Silent" osseous metastases in renal cell carcinoma: value of computerized tomography. Urology 20:208–212

232. Sy WM, Westring DW, Weinberger G (1976) "Cold" lesions on bone imaging. J Nucl Med 16:1013–1016

233. Taylor SJ, Haskell CHM (1981) The clinical and laboratory consequences of metastatic cancer in bone. In: Weiss L, Gilbert HA (eds) Bone metastasis. Hall Medical, Boston, pp 114–130
234. Thames HD, Peters LJ, Withers HR et al. (1983) Accelerated fractionation as hyperfractionation. Rationales for several treatments per day. Int J Radiat Oncol Biol Phys 9:127–137
235. Thrupkaew AK, Henkin RE, Quinn JL (1974) False-negative bone scans in disseminated metastatic disease. Radiology 113:383–386
236. Tofe AJ, Francis MD; Harvey WJ (1975) Correlation of neoplasms with incidence and localisation of skeletal metastases: an analysis of 1355 diphosphonate bone scans. J Nucl Med 16:986–989
237. Tong D, Gillick L, Hendrickson FR (1982) The palliation of symptomatic osseous metastases: final results of radiation therapy oncology group. Cancer 50:893–899
238. Trackler RT, Miller KE, Sutherland DH et al. (1976) Childhood pelvic osteomyelitis presenting as a "cold" lesion on bone scan: case report. J Nucl Med 17:620–622
239. Trodella L, Ausili-Cefaro G, Turriziani A et al. (1984) Pain in osseous metastases: results of radiotherapy. Pain 18:387–396
240. Uehlinger E (1981) Sekundäre Knochengeschwülste. In: Schinz HR, Baensch WE, Frommhold W et al. (Hrsg) Lehrbuch der Röntgendiagnostik, Bd II/2. Skelett, Weichteile und Gefäße, 6. neubearb. Aufl. Thieme, Stuttgart, S 702–758
241. Van Scoy-Mosher (1981) Hormonal therapy of metastatic bone disease. In: Weiss L, Gilbert HA (eds) Bone metastasis. Hall Medical, Boston, pp 325–347
242. Vargha ZO, Glicksman AS, Boland J (1969) Single-dose radiation therapy in the palliation of metastatic disease. Radiology 93:1181–1184
243. Wahner MD, Kyle RA, Beabont JW (1980) Szintigraphic evaluation of the skeleton in multiple myeloma. Mayo Clinic Proc 55:739–746
244. Wannenmacher M (1982) Strahlentherapeutische Gesichtspunkte der Metastasentherapie. In: Wolter D (Hrsg) Osteolysen – Pathologische Frakturen. Thieme, Stuttgart, S 361–369
245. Wegener OH (1981) Ganzkörper-Computertomographie. Schering AG
246. Weiss H, Weiss A (1983) Ultraschall-Atlas. Internistische Ultraschalldiagnostik mit schnellen B-Bild-Geräten. Edition Medizin, Weinheim
247. Westernberg H (1980) Tamoxifen and fluoxymesterone in advanced breast cancer: a controlled clinical trial. Cancer Treat Rep 4:117–121
248. Whelan MA, Hilal SK, Gold RP et al. (1982) Computed tomography of the sacrum: 2. pathology. AJR 139:1191–1195
249. Whitehouse JMA (1985) Site-dependent response to chemotherapy for carcinoma of the breast. J R Soc Med [Suppl 9] 78:18–22
250. Wieland C, Hymmen U (1975) Radiologische Kontrolluntersuchungen zur Beurteilung des Therapieerfolges bei malignen Knochenerkrankungen. Strahlentherapie 150:12–17
251. Withers HR, Peters LJ, Thames HD et al. (1982) Hyperfractionation. Int J Radiat Oncol Biol Phys 8:1807–1809
252. Woolfenden JM, Pitt MJ, Durie BGM et al. (1980) Comparison of bone szintigraphy and radiography in multiple myeloma. Radiology 134:723–728
253. Yarnold JR (1985) Role of radiotherapy in the management of bone metastases from breast cancer. J R Soc Med [Suppl 9] 78:23–25
254. Zimmer WD, Berquist TH, McLeod RA et al. (1985) Bone tumors: Magnetic resonance imaging versus computed tomography. Radiology 155:709–718
255. Zum Winkel K (1971) Moderne radiologische Aspekte bei der Diagnostik und Therapie der Knochentumoren. Wiener Med Wochenschrift 121:819–826
256. Zum Winkel K (1974) Radiologische Diagnostik bei Knochen- und Gelenkerkrankungen. Therapiewoche 24:4076–4081
257. Zum Winkel K (1975) Nuklearmedizin. Mit einem Beitrag von J. Ammon. Heidelberger Taschenbücher, Bd 167. Springer, Berlin Heidelberg New York

Sachverzeichnis

Klinische, radiologische und pathologisch-anatomische Befunde in einer einzigartigen Synopsis dargestellt

J. Freyschmidt, H. Ostertag,

Knochentumoren

Klinik, Radiologie, Pathologie

1988. 558 Abbildungen in 1448 Teilbildern. IX, 751 Seiten. Gebunden DM 680,–ISBN 3-540-17644-6

Das den pathologisch-anatomischen Befund widerspiegelnde Röntgenbild und die Histologie sind neben dem klinischen Befund die Hauptsäulen, auf denen die Diagnostik von Knochengeschwülsten und geschwulstähnlichen Läsionen ruht. Ein Radiologe und ein Pathologe stellen in diesem Buch Klinik, Radiologie und Histologie der verschiedenen Knochenläsionen am Gliedmaßen- und Achsenskelett umfassend und synoptisch dar. Das umfangreiche Material resultiert aus einer fünfzehnjährigen interdisziplinären Zusammenarbeit. In einem einleitenden Kapitel werden die verschiedenen radiologischen (konventionelles Röntgenbild, CT, Kernspintomographie, Angiographie, transkutane Biopsie) und histologischen Untersuchungstechniken und ihre Wertigkeit beschrieben. Der radiologischen Befundungsmethodik von Knochengeschwülsten u.a. mit Hilfe der Lodwick-Graduierung und einem neueren Staging-System für Knochengeschwülste werden eigene Kapitel gewidmet. Im speziellen Teil des Buches erfolgt die Darstellung der einzelnen benignen und malignen Knochengeschwülste in einer systematischen Untergliederung in ihre Häufigkeit, Lokalisation, Alters- und Geschlechtsprädilektion, Klinik und Prognose, Histologie, Radiologie und Differentialdiagnose. Besonders die unter den Knochengeschwülsten und tumorähnlichen Läsionen häufig vorkommenden Entitäten sind mit einem umfassenden Bildmaterial ausgestattet, um dem breiten Spektrum ihrer Morphologie gerecht zu werden. Durch das Verständnis klinischer, radiologischer und pathologisch-anatomischer Befunde werden Diagnostik und Therapie der Skelettläsionen sehr erleichtert. Die synoptische Art der Darstellung macht dieses Buch für alle Disziplinen, die sich mit Knochentumoren befassen, zu einem idealen Nachschlagewerk.

Springer-Verlag
Berlin Heidelberg New York
London Paris Tokyo Hong Kong

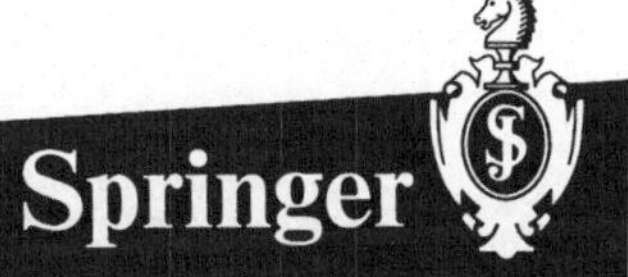

J. Freyschmidt

Gelenkerkrankungen

Röntgenologische Diagnose und Differentialdiagnose

1985. 139 Abbildungen, 327 Teilbilder. XV, 258 Seiten.
Gebunden DM 190,-. ISBN 3-540-13832-3

Inhaltsübersicht: Anmerkungen zum Bau und zur
Physiologie eines synovialen Gelenks. – Allgemeine
Röntgensymptomatologie der Gelenkerkrankungen. –
Zur allgemeinen Differentialdiagnose von Gelenkerkrankungen. – Chondroarthropathien. – Synovialisar-
thropathien. – Sonstige Gelenkerkrankungen sowie
Form-, Struktur- und Konturveränderungen, die von
primär ossären Läsionen ausgehen. – Erkrankungen
oder Veränderungen des fibroossären Übergangbe-
reichs. – Glossar. – Sachverzeichnis. – Topographisches
Stichwortverzeichnis. – Einige Gelenkerkrankungen,
die in der Regel mit Haut- und Schleimhautverände-
rungen einhergehen.

J. Freyschmidt

Knochenerkrankungen im Erwachsenenalter

Röntgenologische Diagnose und Differentialdiagnose

1980. 211 Abbildungen in 445 Teilbildern, 19 Tabellen.
XIII, 311 Seiten. Gebunden DM 212,-.
ISBN 3-540-09813-5

Inhaltsübersicht: Osteoradiologische Differentialdiagnose. – Einführung in die röntgendiagnostische Osteo-
logie. – Vorwiegend systemische Dichte- und Strukturveränderungen des Skeletts: Osteopathien. – Vorwiegend polyostotische Struktur- und Dichteveränderungen des Skeletts. – Mono- und oligoostotische Struktur-
und Formveränderungen des Knochens. – Vorwiegend
monoostotische Struktur- und Dichteveränderungen. –
Formveränderungen des Knochens. – Periostale Veränderungen. – Glossar. – Sachverzeichnis.

Springer-Verlag
Berlin Heidelberg New York
London Paris Tokyo Hong Kong

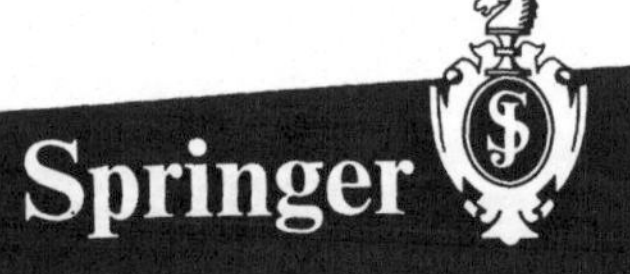